L'URINE

AU

POINT DE VUE CHIMIQUE ET MÉDICAL

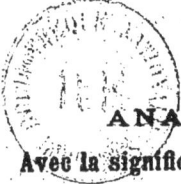

ANALYSE SIMPLIFIÉE

Avec la signification et l'interprétation physiologique
et clinique des résultats

PAR

Le Dr Charles BLAREZ

PROFESSEUR DE CHIMIE A LA FACULTÉ DE MÉDECINE
ET DE PHARMACIE DE BORDEAUX
DIRECTEUR DU LABORATOIRE DES ANALYSES SPÉCIALES

PARIS

A. MALOINE, ÉDITEUR

25-27, RUE DE L'ÉCOLE-DE-MÉDECINE, 25-27

—

1907

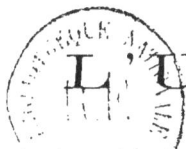

L'URINE

AU POINT DE VUE CHIMIQUE ET MÉDICAL

61

L'URINE

AU

POINT DE VUE CHIMIQUE ET MÉDICAL

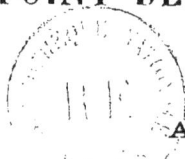

ANALYSE SIMPLIFIÉE

Avec la signification et l'interprétation physiologique
et clinique des résultats

PAR

Le Dr Charles BLAREZ

PROFESSEUR DE CHIMIE A LA FACULTÉ DE MÉDECINE
ET DE PHARMACIE DE BORDEAUX
DIRECTEUR DU LABORATOIRE DES ANALYSES SPÉCIALES

PARIS

A. MALOINE, ÉDITEUR

25-27, RUE DE L'ÉCOLE-DE-MÉDECINE, 25-27

1907

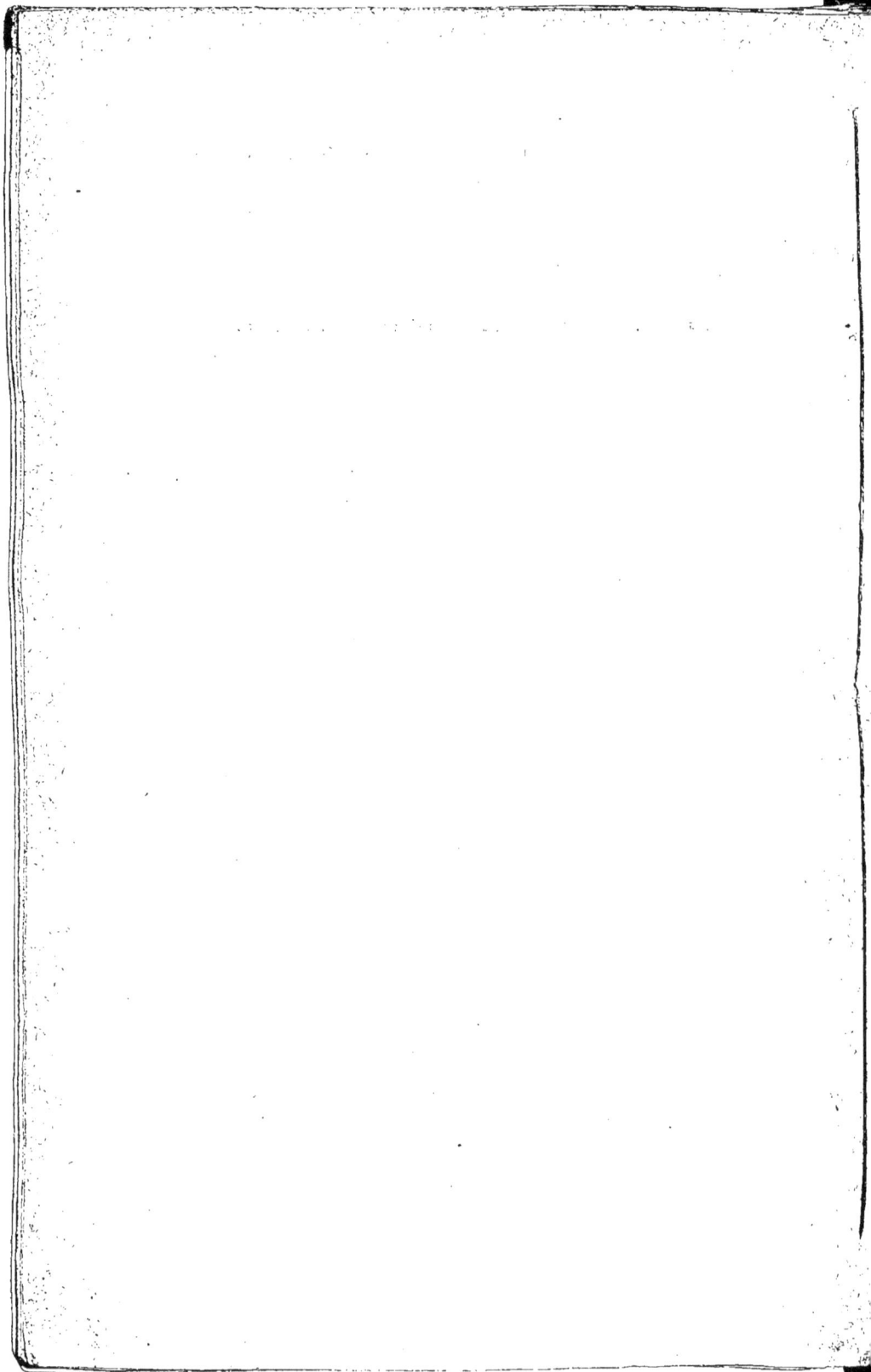

INTRODUCTION

Sous le titre « La faillite de l'Urologie » un de nos distingués collègues, spécialiste en la matière, expliquait dans un article récent et très judicieusement écrit, pourquoi beaucoup de médecins renonçaient à faire examiner les urines de leurs malades. Il ajoutait que ce n'était pas l'urologie qui avait fait faillite, mais que c'était, la plupart du temps, la science des pseudo-chimistes urologistes ; et aussi, il faut bien en convenir, la science qui consiste, pour le médecin, à savoir lire des résultats analytiques exactement établis.

Combien de fois, en effet, un médecin dit : « il faudrait faire examiner les urines de ce malade... » sans rien ajouter. Or, neuf fois sur dix, on prend un petit flacon qui a pu contenir n'importe quoi, on le rince *quelquefois,* on le remplit avec l'urine qui se trouve dans un vase plus ou moins propre, et contenant le plus souvent la dernière émission, que ce soit celle du soir, que ce soit celle du matin, et après avoir bouché le flacon avec un bouchon ayant servi à n'importe quel usage, on l'apporte à son pharmacien pour qu'il en fasse l'*examen.*

Presque toujours, et surtout dans les campagnes,

celui qui agit ainsi croit, que l'examen du pharmacien consiste à regarder minutieusement le contenu du flacon, à en faire chauffer une certaine quantité dans un tube et il n'entend pas qu'il y ait lieu, pour si peu de chose, à retribution, ou dans le cas contraire, il ne l'admet qu'à la condition que celle-ci soit très minime ; l'analyse se ressent de cet état de choses. Le médecin possède, le lendemain, le bulletin de l'examen des urines de son malade et... il n'est souvent pas mieux renseigné qu'avant d'avoir réclamé cet *examen*. Heureux encore, si les indications qu'il y trouve sont bien réelles et ne l'induisent pas en erreur ! Aussi combien de praticiens ont renoncé à faire *examiner* les urines de leurs malades !!!! se privant d'un des plus sérieux éléments de diagnostic dans de nombreux cas pathologiques, et cela, parce que très souvent les résultats fournis par l'examen réclamé, étaient plutôt de nature à les égarer qu'à les diriger. La cause de tout cela, c'est que pour qu'un examen d'urine donne des résultats permettant d'éclairer un diagnostic, il faudrait 1º que l'échantillon d'urine à examiner soit pris dans de bonnes conditions ; 2º que les récipients soient d'une propreté absolue ; 3º que l'analyse soit faite sur les urines de vingt-quatre heures, ou qu'elle soit effectuée séparément sur les urines du jour et celles de la nuit ; 4º enfin, et surtout, il faudrait que l'analyse soit faite très minutieusement et assez complètement, non pas par un chimiste quelconque, se livrant à un *examen* parfois des plus sommaires, mais par une personne s'étant spécialisée dans ce genre de recherches.

Combien de fois, hélas ! il nous a été permis de constater, que des urines ont été déclarées renfermer

de l'albumine, du sucre, des quantités inimaginables
d'urée ou d'acide urique, alors qu'elles étaient soit
normales, soit simplement riches en phosphates, ou
seulement très concentrées. Combien de fois aussi
avons-nous été conduit à demander à certains praticiens, de bien vouloir vérifier leur liqueur de Fehling,
et avoir appris que par ébullition celle-ci se réduisait
d'elle-même. Alors combien de gens déclarés fausse-
ment glucosuriques, ont eu à subir un traitement
intempestif, jusqu'au jour où changeant de chimiste et
par conséquent de « liqueur de Fehling » ils se recon-
naissaient guéris... Combien aussi de régimes lactés
prescrits à la suite d'une analyse sommaire au cours de
laquelle la chaleur ayant produit un précipité, celui-ci
avait été pris pour de l'albumine. Maintenant, nous
estimons qu'il est de toute nécessité, de joindre à la
demande d'une analyse d'urine un mot du médecin
spécifiant la nature des recherches, spéciales ou particulières, qu'il désire faire faire.

Il y a, en effet, plusieurs genres d'analyses d'urine :

1° En premier lieu, des *analyses très sommaires*
se bornant à la recherche qualitative ou quantitative
de certains éléments constituants, normaux ou anormaux, dont la nature doit toutefois être bien spécifiée.

2° Des analyses que l'on peut qualifier d'*analyses
ordinaires*, pour lesquelles il est d'usage de ne faire
que l'examen physique, l'analyse quantitative des éléments normaux, et la recherche, avec le cas échéant
le dosage, des principes anormaux les plus importants,
et à joindre à cela l'examen microscopique des dépôts.

3° Enfin, des *analyses complètes*, qui elles, com-
porteraient toute une série de recherches spéciales,

tant des éléments normaux plus rares, minéraux ou organiques, que celle des principes anormaux divers ; les expériences relatives : à l'acidité urinaire, aux états du soufre, du phosphore, à l'azote total, à la cryoscopie urinaire, les examens microscopiques et microchimiques des sédiments et dépôts, les recherches bactériologiques, etc., etc. Cette analyse absolument complète ne peut pas se faire dans la majorité des cas, parce qu'elle exigerait tout d'abord des quantités d'urines dont le plus souvent le chimiste ne dispose pas, que même le malade ne peut excréter en vingt-quatre heures. Il ne peut donc être question dans la plupart des cas, que d'analyses partiellement complètes. Mais, si on demande sans spécification une analyse complète, nous estimons que le chimiste chargé de cette analyse doit, selon les circonstances, la quantité d'urine mise à sa disposition, et les indications résultant des premières constatations, pousser le plus loin possible ses investigations. Malheureusement, sans indications bien nettes du médecin, ce travail analytique peut, tout en donnant des indications utiles, ne pas répondre à ce qu'on en attend.

Enfin, nous croyons devoir attirer l'attention des médecins sur ce fait, que le dosage isolé d'un élément constitutif normal, lorsqu'il n'est pas rapporté aux urines de 24 heures ; ou bien la constatation de la présence d'un élément anormal, si elle n'est pas appuyée par d'autres données, l'examen microscopique, ou le dosage des principes constitutifs principaux, ne peut donner que des renseignements presque illusoires, sur lesquels on aurait tort de trop tabler, pour établir un diagnostic et instituer un traitement, à moins de cas exceptionnels. On doit savoir en effet, que toutes les urines qui renferment du sucre ne sont pas des urines de diabétiques, ni que toutes celles qui renferment de l'albumine, ne sont pas celles de brightiques.

Il est d'un autre côté assez évident que ces diverses analyses, ne peuvent pas être effectuées aux mêmes conditions d'honoraires. Que si, pour une somme modeste à la rigueur, on peut examiner une urine c'est-à-dire faire ce qu'on appelle l'*analyse ordinaire* qualitative et quantitative. une analyse plus complète, lorsqu'elle est soigneusement faite, doit forcément se compter un prix plus élevé ; et lorsqu'il s'agit de recherches spéciales, utiles pour établir certains rapports urologiques, nécessitant des appareils particuliers, beaucoup de temps, le prix doit en être établi en conséquence.

Ce que nous disons là est utile, car les malades ne connaissent généralement rien aux analyses d'urine et ne sont pas aptes eux-mêmes, sauf de rares exceptions, à connaître le genre d'analyse qui leur est nécessaire.

Les traités qui parlent des urines à différents points de vue sont nombreux, et beaucoup sont très bien faits, mais il y a tant et tant de documents épars dans les périodiques, que si on voulait faire, aujourd'hui, un *traité complet* des urines, il faudrait écrire plusieurs gros volumes. Cependant des traités élémentaires, en un seul volume, existent en grand nombre et nous ne voyons pas la nécessité d'en publier un nouveau, où seraient résumés les procédés des différents auteurs. Mais, il y a autre chose qu'un traité, c'est un *nouveau manuel pratique* renfermant les méthodes adoptées, choisies, étudiées, le plus souvent modi-fiées, et dans tous les cas appropriées, dans le but essentiel d'une pratique facile, et qui sont appliquées journellement par un chimiste s'occupant depuis de longues années de cette question des urines. Nous avons publié déjà de petits résumés relativement à l'analyse pratique des urines, ils ont été épuisés en fort peu de temps, et c'est sur la demande de nos anciens élèves, médecins et pharmaciens, que nous publions aujourd'hui ce NOUVEAU MANUEL PRATIQUE D'URO-LOGIE. Ce que nous venons de dire permet de comprendre le sens dans lequel ce volume est rédigé. Il ne s'agit pas de faire l'historique des questions, ni de décrire en détail des modes opératoires spéciaux et que nous n'utilisons pas.

Du reste, ce volume n'est pas écrit pour des savants, ni pour des physiologistes (ils y trouveraient trop de lacunes). Il n'a la prétention de s'adresser qu'aux médecins, pharmaciens et chimistes, et il a pour but de leur fournir les indications nécessaires pour obtenir dans chaque cas particulier, outre le côté séméiologique, des résultats suffisamment précis pour les besoins de la clinique, résultats tels que nous les obtenons nous-même dans notre Laboratoire, au moyen des méthodes que nous exposons dans notre Enseignement « d'Analyses spéciales ».

Docteur Ch. BLAREZ,
Professeur de Chimie et d'analyses spéciales
à la Faculté de médecine et de pharmacie de
l'Université de Bordeaux.

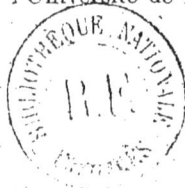

L'Urine au point de vue Chimique et Médical

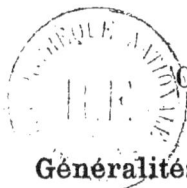

CHAPITRE PREMIER

Généralités sur l'examen des urines.
De l'utilité de cet examen et de méthodes
analytiques simples, rapides et exactes.

On a dit et écrit beaucoup de choses sur les *urines*, sur leurs *analyses* et sur l'interprétation des résultats analytiques. Les uns placent au point de vue diagnostic les résultats analytiques en tout premier ordre, d'autres ne leur assignent qu'un rang des plus modestes. Il y a exagération incontestable en ces deux extrêmes, lorsqu'on veut les généraliser. Oui, il est des cas où une analyse *bien faite* peut être la clef d'un diagnostic et primer tous les autres éléments d'information. Oui, il est des cas où l'analyse ne signifie rien au point de vue des renseignements fournis. Il s'agit donc, en la circonstance, de savoir à l'avance ce qu'on peut tirer d'une analyse d'urine, et ne pas s'étonner si elle ne vous annonce rien de saillant dans les cas où, précisément, l'affection du sujet n'a pas de répercution essentielle sur la sécrétion urinaire.

Quoi qu'il en soit, les urines étant une des grandes voies par lesquelles les matériaux usés, plus ou moins complètement, quittent l'organisme, il est facile de comprendre quelle répercution sur l'émission et la composition des urines, peuvent avoir toutes les affections, ou le mauvais fonctionnement des autres émonctoires.

En effet, l'organisme se débarrasse journellement des produits qu'il a absorbés et qu'il a, ou n'a pas digérés. Les produits digérés sont modifiés dans la profondeur des tissus, hydratés, hydrolisés, dédoublés, brûlés, transformés en eau, acide carbonique et en produits azotés plus ou moins complexes, mais devenus inutiles et qui sont éliminés de diverses manières.

Les produits non digérés sont rejetés de l'intestin, accompagnés de certains autres produits qui y sont déversés par le foie et les autres annexes des intestins. Il y a en somme dans l'état de santé une balance bien établie entre les produits ingérés et les produits excrétés, après transformation et émission du calorique latent qu'ils avaient en réserve.

Les quatre grands moyens de sortie des matériaux usés ou inutilisables sont :

1º La respiration, qui contribue à chasser de l'eau et de l'acide carbonique ;

2º La transpiration, ou sueur, dont l'importance est très variable et qui contribue tout particulièrement à la sortie de l'eau ;

3º L'émission urinaire, qui permet une élimination d'eau importante, puis celle de carbone, d'azote et de produits minéraux ;

4º Enfin, la défécation dont les produits renferment de l'eau et des matières carbonées et azotées.

Les urines à elles seules renferment environ les quatre cinquièmes de l'azote, d'aucuns même disent 95 p. 100, et la presque totalité des sels minéraux éliminés par l'organisme. Il n'est donc pas étonnant que l'examen approfondi de l'urine puisse fournir de bons renseignements sur ce qui se passe dans les phénomènes d'assimilation et de désassimilation. En un mot cet examen montre si le fonctionnement de la machine humaine est bon ou mauvais.

Mais, indépendamment de cela, que d'indications utiles ne peut-on tirer de l'examen sérieusement fait de l'urine d'une personne, nous pouvons même dire, que s'il était possible d'étudier pendant un certain temps les urines d'une même personne, on finirait par savoir beaucoup de choses la concernant relativement à son tempérament, son état de santé ou de maladie, et qu'elle est la nature des remèdes à lui appliquer et le régime à lui prescrire.

Les phénomènes de déminéralisation, si importants à connaître pour prévenir certaines affections si redoutables, et à laquelle on peut remédier, sont du ressort analytique des urines. Les phénomènes d'hyperacidité de l'organisme si étroitement liés à l'arthritisme, ceux d'hypoacidité, ceux résultant de combustions incomplètes ou insuffisantes ; les troubles cardiaques, respiratoires, ceux du foie, des reins, de la vessie, des intestins et souvent cérébraux, peuvent être décélés, et ces constatations indiscutablement des plus précieuses, viennent s'ajouter aux autres faits qui permettent de faire un diagnostic et parfois aussi un pronostic.

Pour résoudre la question urologique, nous voulons

dire par là, pour pouvoir tirer le plus grand parti possible de l'analyse des urines d'un malade, il y a incontestablement de sérieuses difficultés à vaincre, non seulement à l'heure actuelle, mais il y en aura toujours
pour les motifs que nous aurons occasion de développer.

Il faut d'abord que l'analyse soit faite sur les urines
émises pendant un cycle de 24 heures.

Or, le moyen le plus commode pour récolter les
urines de 24 heures est le suivant :

On prend un bocal bien propre de deux à trois
litres, on y place un petit cristal de thymol et on recueille les urines à partir de la première émission,
après celle du lever (dont on ne tient pas compte),
puis on continue ainsi à recueillir dans le même bocal, toutes les urines de la journée, celles de la nuit,
jusque et y compris l'émission du lever. On mélange
le tout et on l'apporte au laboratoire immédiatement,
pour que l'analyse puisse être commencée dans la matinée, ce qui a de l'importance si on tient à être fixé
sur la réaction exacte de l'urine et sur son degré d'acidité apparente et totale.

Si la quantité totale des urines émises en vingt-
quatre heures est trop considérable, on la mélange
bien, on la mesure en plusieurs fois, ou on la pèse
exactement et on en porte une bouteille ou un litre au
chimiste chargé de l'analyser, en y joignant les indications relatives au volume, ou au poids. Les bouteilles
doivent avoir été minutieusement nettoyées, et les
bouchons neufs, passés à l'eau bouillante. Comme
souvent il n'y a pas chez les malades ce qu'il faut pour
mesurer ou peser exactement, il est mieux de recom-

mander de porter au chimiste la totalité des urines, celui-ci en fait le mélange et la mesure. Cela évite les évaluations par trop approximatives et souvent fantaisistes, que donnent soit les malades, soit les personnes qui les entourent, relativement à la quantité.

Il est des cas, ou toute latitude de temps et de moyens pour informations est accordée aux médecins ; c'est par exemple, lorsqu'il s'agit d'un malade valide, qui vient le consulter. Généralement, les neuf dixièmes des cas qui se présentent, affections chirurgicales ou spécifiques mises à part, sont des états relatifs à des perturbations dans les phénomènes vitaux, et tous ces cas, ou presque tous, se trouvent avoir des répercutions dans la nature de l'excréta urinaire. Le plus souvent il n'y a pas une extrême urgence à prescrire immédiatement, traitement et régime, la conduite du médecin est alors indiquée, étudier son malade en le voyant au moins deux fois à quelques jours d'intervalle ; et à faire sur lui toutes les constatations que les recherches modernes ont mises à la disposition de l'art médical. En ce qui concerne l'examen des urines, nous estimons que ce que peut faire de mieux le médecin, est de dire à son malade d'aller trouver un chimiste spécialiste en la matière avec une prescription conçue à peu près en ces termes : Donner des urines de M. X..., l'analyse détaillée la plus propre à fournir des indications sur son état.

Le chimiste spécialiste verra le malade, prendra son poids, sa taille et notera les particularités qui le concernent, aptes à modifier la constitution ordinaire des urines ; il notera le régime habituel, conseillera de suivre ce régime ponctuellement pendant deux ou trois jours, puis il indiquera le moyen de recueillir les urines, celui de les conserver ; il fournira, récipients et ingrédients nécessaires à leur conservation ; et enfin, pouvant faire une analyse assez complète, sérieuse, il donnera un bulletin d'analyse avec lequel le médecin consultant pourra compter, et sur lequel il pourra tabler en toute connaissance de cause.

Mais il est rare que le chimiste soit en possession des urines de vingt-quatre heures en totalité ; souvent, on lui remet un petit flacon des urines mélangées, souvent aussi on donne des urines du soir, ou du matin, sans du reste fournir d'indications ; or, on peut s'exposer ainsi à des mécomptes sérieux, les urines de la nuit n'étant pas le plus souvent semblables aux urines du jour.

Pour ce qui est de la différence qu'il peut y avoir entre la présence de certains éléments anormaux et le moment de l'émission, l'exemple que nous allons citer va le montrer. Il s'agit, comme on va le voir, d'une expérience de 24 heures comprenant sept émissions.

La première émission a été celle faite après le déjeuner de midi ; la troisième en se couchant ; la cinquième en se levant ; la septième avant le déjeuner de midi :

		Cmc.	Sucre par litre.	Soit.
1°	2 heures soir	210	0	0
2°	5 h. 1/2 —	150	0	0
3°	10 heures —	280	0	0
4°	1 h. 1/2 matin	240	0	0

5°	6 h. 1/2	—	175	traces	0
6°	9 heures	—	130	4 gr. 10	0.53
7°	Midi	—	70	7 gr. 20	0.50
		Total	1.255		1 gr. 03

Celui qui aurait examiné les urines recueillies de 2 heures du soir à 6 h. 1/2 du matin, c'est-à-dire au lever, aurait déclaré qu'elles ne contenaient pas de sucre, et il aurait eu raison. Si, au contraire, l'examen avait été fait sur les urines émises pendant la matinée, on aurait déclaré à juste titre qu'elles renfermaient une très notable quantité de sucre.

L'état de la personne dont l'analyse des urines est ci-dessus, est cependant un état anormal, qui mérite attention et soins, c'est l'urine d'un arthritique avec glucosurie passagère, dont les urines sont indemnes de sucre pendant la nuit. D'un autre côté, l'analyse des urines mélangées de vingt-quatre heures, ne décèle qu'une très minime quantité de sucre, quantité qu'il faut cependant savoir *reconnaître,* d'où de *multiples* et *soigneuses expériences* et non pas un *examen superficiel.*

Dans un cas analogue à celui que nous venons de décrire, il serait donc utile de faire de nouveaux examens, en se procurant les différentes émissions d'une journée entière.

Ce que nous venons de dire pour le sucre, nous pourrions le répéter pour l'albumine, corps encore plus difficile à déceler parfois lorsqu'il n'y en a que des *traces* ; et cependant la présence de ces *traces,* lorsqu'elles sont *absolument certaines,* sont exces-

sivement utiles à connaître pour le médecin traitant.
Comme pour le sucre, il est des cas où l'albumine ne
se montre dans les urines qu'à diverses heures de la
journée ou de la nuit.

Ces faits doivent être bien connus de tous, surtout
des médecins et des chimistes qui s'occupent de l'a-
nalyse des urines, qui doivent les signaler aux malades pour qu'ils comprennent l'importance des recom-
mandations qui leur sont faites concernant la prise
d'échantillon des urines à analyser.

Ceci n'est pas tout, en fait de remarques importantes, si on veut retirer de l'examen des urines le *sum-
mum* de renseignements précis et pouvant être utilisés, l'analyse doit être suffisamment détaillée, elle
doit pouvoir être faite avec des quantités d'urine parfois assez limitées, les recherches qualitatives doivent
être des plus minutieuses, et les méthodes doivent
permettre de déceler par leur grande sensibilité de
très minimes proportions de principes constituants
normaux ou anormaux. Enfin, il faut employer des
méthodes rapides pour que le résultat d'un examen,
même assez complet, puisse être remis le plus souvent
dans les vingt-quatre heures.

C'est pour atteindre tous ces *désiderata* que beaucoup d'urologistes ont employé le meilleur de leur
temps, faisant bénéficier les autres du résultat de leurs
propres expériences. Aussi, c'est-il par milliers que
l'on compte dans la littérature urologique et les ouvrages qui traitent des analyses d'urines, les méthodes
étudiées et préconisées pour la recherche ou le dosage
de tel ou tel élément. Parfois, et de prime abord, à
la lecture on croit voir des séries entières de méthodes

ou procédés si rapprochés les uns des autres que le bénéfice de la modification échappe. Ce n'est qu'en vé-vérifiant, dans son laboratoire, urines et réactifs en mains, que l'on peut juger le fait.

Des perfectionnements consistent, souvent et uniquement à ne mettre en expérience qu'une petite quantité d'urine, ce qui permet une économie de ce liquide parfois précieux et permet aussi des titrages à lecture directe ; ce qui évite les calculs et souvent les erreurs.

Lorsque, depuis longtemps on s'occupe d'une façon régulière des analyses d'urines, on finit par avoir des méthodes qui (le principe appartenant à autrui) ont acquis, par les petits remaniements que la pratique a conseillés, un certain cachet de personnalité et par suite d'originalité.

On verra dans les chapitres qui suivent, que nous avons mis en pratique ce que nous venons d'énoncer, et que nous avons apporté dans un grand nombre de recherches et de dosages, des modifications qui ont eu pour but de les simplifier, de les rendre rapides, tout en leur conservant leur sensibilité et leur exactitude.

CHAPITRE II

De l'urine normale ou physiologique, de l'urine anormale et de l'urine pathologique.

I. — URINE NORMALE OU PHYSIOLOGIQUE

§ I. — *Caractères généraux de l'urine normale.*

L'urine est le produit excrété par les reins, organes importants, où, par un mécanisme très complexe et encore imparfaitement connu, s'effectue une sorte de filtration et de dialyse de la masse sanguine. Le liquide filtré, au sortir des reins, arrive par les uretères dans la vessie, où il s'accumule, séjourne plus ou moins longtemps, selon la capacité et la tolérance de cet organe, et est expulsé au dehors au moment de la miction par le canal de l'urèthre. C'est ce liquide qui sort de l'économie à la température du corps (37°) qui constitue l'urine.

A l'état normal, l'urine que l'on peut déclarer *normale* est fluide, claire et limpide, de couleur jaune ambrée ou jaune paille, d'odeur aromatique *sui generis*. La réaction de l'urine normale au sortir de la vessie est manifestement acide au tournesol, et sa densité quoique très variable oscille entre 1.015 et 1.025 prise ou ramenée à la température de $+$ 15°. L'urine ne doit abandonner, par refroidissement spontané, aucun dépôt lourd, cristallin ou coloré, il ne doit s'y former que quelques flocons légers, dus principalement à des déchets épithéliaux provenant des muqueuses des organes urinaires.

§ II. — *Composition de l'urine normale.*

L'urine est principalement formée d'eau ; à l'état normal, elle renferme en dissolution la presque totalité des éléments minéraux rejetés comme inutiles par l'organisme ; puis des produits organiques divers, produits ultimes, c'est-à-dire relativement simples comme structure moléculaire, provenant des dédoublements successifs des molécules parfois excessivement compliquées des substances alimentaires azotées. Les aliments non azotés sont de structure plus simple, ils sont transformés dans l'économie en eau et acide carbonique, et ne laissent pour ainsi dire pas de résidus solides, à l'état habituel. Les principes azotés, au contraire, les albumines en particulier, donnent comme produit ultime de *l'urée* qui forme la majeure partie des éléments fixes organiques de l'urine puis des produits intermédiaires entre l'urée et des substances plus complexes, notamment de *l'acide urique* et autres *composés uroxanthiques*, à noyaux puriniques.

Enfin, se trouvent encore dans l'urine normale, mais en proportions relativement faibles, quoique non négligeables, des substances organiques à structure plus ou moins simple, à noyaux souvent cycliques et par ce fait très resistants aux décompositions intra-organiques. Corps qui dérivent généralement de décompositions de produits d'un poids moléculaire assez élevé, et qui parfois sont introduits dans l'économie accidentellement, avec les aliments auxquels ils sont adjoints naturellement.

Le sang est le véhicule de tous ces produits, et il les abandonne, plus ou moins rapidement, avec son excès d'eau, lors de son passage dans les reins. Ce sang possède une substance primordiale, sa matière colorante ou hémoglobine, dont la fonction de véhiculer de l'oxygène, ne s'accomplit pas sans une certaine destruction. Le sang se charge par ce fait, de dérivés colorés provenant de cette hémoglobine et ces principes colorés, plus ou moins modifiés dans le foie, passent ainsi dans l'urine et lui donnent sa couleur habituelle.

En résumé, l'urine est composée d'eau tenant en dissolution des principes salins et des principes organiques. Cette dissolution a forcément une densité supérieure à celle de l'eau, et la densité sera d'autant plus forte que l'urine sera chargée de principes en dissolution ; mais comme à l'état normal, les proportions respectives des différents principes dissous ne varient pas dans des proportions excessives, il s'en suit que la densité de l'urine est directement proportionnelle à la richesse en principes dissous, c'est-à-dire à ce qu'on est convenu d'appeler *extrait sec* ou *résidu fixe* et qui, de fait, se compose de tous les éléments dissous dans l'urine et que l'on peut ranger sous deux chefs différents :

1° PRINCIPES MINÉRAUX.

2° PRINCIPES ORGANIQUES.

Les *principes minéraux* les plus importants sont les *chlorures* et les *phosphates alcalins* ou *alcalino-terreux* ; les *sulfates* viennent ensuite. Les métaux qui salifient ce chlore ou ces acides phosphorique et sulfurique sont, par ordre d'importance : le *sodium*, le *potassium*, le *calcium*, le *magnésium*, l'*ammonium* et le *fer*.

Les principes organiques sont formés au moins pour les deux tiers par de *l'urée*, puis pour le dernier tiers en premier lieu par de l'*acide urique* et des *composés xantho-uriques*, de l'*acide hippurique*, de la *créatinine* et des *hydrates de carbone* : hexoses, pentoses, saccharides ; de l'*acide oxalique*, des dérivés sulfoconjugués, des glycérophosphates. Enfin, par des quantités souvent à l'état de traces de composés divers tels que principes phénoliques simples ou sulfonés, des pigments colorés et chromogènes divers : *Urochrome, Uroérythrine, Urobiline, Indican urinaire*, etc., etc.

Voilà ce que *normalement* l'urine humaine peut renfermer, mais il est aisé de comprendre que chacun de ces principes doit figurer dans cette composition pour une proportion raisonnable, proportion qui peut varier il est vrai, mais pas au-delà de certaines limites, sans quoi l'urine deviendrait *anormale*.

§ III. — *Définition d'une urine normale.*

Mais qu'est-ce, à proprement parler, qu'une *urine normale* au point de vue de sa composition chimique ? La réponse à cette question, qui paraît pourtant bien simple, n'est pas sans présenter de grosses difficultés lorsqu'on veut être précis.

Une *urine normale* serait celle qui serait émise par tout être absolument sain, travaillant physiquement pour vivre, sans excès toutefois, s'alimentant d'une façon juste suffisante à son entretien, s'il s'agit d'un adulte, au moyen d'une nourriture mixte : pain, viande, légumes ; buvant juste à sa soif et dormant bien au moins pendant huit heures. Ces urines seraient recueillies pendant une dizaine de jours consécutifs, pour effacer les quelques variations journalières qui peuvent se présenter, dans le volume émis tout particulièrement.

L'analyse de ce mélange qui aurait été bien conservé, ou sinon, la moyenne des dix analyses journalières, serait celle d'une *urine normale* pour la personne envisagée, homme ou femme, jeune ou âgée, grande ou petite.

En effet, si on faisait cette opération sur plusieurs personnes différentes, toutes bien portantes, mais d'âges variables, on trouverait en comparant, des différences appréciables. On en trouverait aussi si les personnes, quoique d'un âge égal, différaient beaucoup par la taille et par suite par le poids.

En somme, il y a des urines normales, mais il ne

peut y avoir une urine type, à composition invariable, à laquelle on puisse comparer toutes les autres et conclure par le seul fait de la constatation de quelques différences, que l'urine comparée soit absolument anormale. Comme on le voit, sous ce rapport-là, en urologie, il ne peut y avoir rien d'*absolu*. Mais s'il n'y a rien d'absolu, il peut y avoir beaucoup de choses *relatives* dont la connaissance peut fournir des renseignements des plus précieux.

§ IV. — *Coefficient biologique ou poids actif.*

L'urine a été le sujet de multitudes de recherches et si beaucoup n'ont pas donné les résultats sur lesquels les auteurs étaient en droit de compter, d'autres ont permis au contraire de préciser certains points, permettant des déductions utiles. Nous voulons parler des relations qui existent notamment entre le sexe, l'âge, la taille, le poids, le régime alimentaire, etc., et la composition des urines.

Différents physiologistes et urologistes se sont efforcés, étant donné un sujet quelconque, de trouver des formules rationnelles permettant de calculer *les coefficients urologiques*, c'est-à-dire *les quantités des principaux éléments devant être normalement secrétés par un kilogramme de poids « actif » du sujet considéré*, le sujet étant supposé à l'état absolument sain.

La détermination de ce *poids actif*, qui lui est le véritable *coefficient biologique* a été l'objet d'une étude approfondie des plus remarquables de M. Emile Gautrelet, entre autres. Toutefois, pour mettre en œuvre sa formule, il faudrait posséder des renseignements que le plus souvent le chimiste ne peut avoir ou n'obtient que d'une façon très approximative. Alors, à quoi servent les calculs les plus minutieux et les plus exacts, lorsque les bases sur lesquelles ils s'appuyent sont fausses ou font défaut.

Aussi, ce *coefficient biologique* est-il remplacé par un *poids actif* plus simplement établi.

Ce *poids actif* n'étant pas le plus souvent le poids *réel*, à cause de la surcharge graisseuse et musculaire, on l'établit en prenant la moyenne entre le *poids réel* et le *poids théorique* ou *poids calculé*, en se basant tant sur l'âge A que sur la taille (en centimètres) t, et négligeant les autres conditions du problème.

Voici notamment la formule de Peyraud. :

$$\text{Poids théorique} = \frac{4 \times t}{10} - \frac{30 - A}{2}$$

qui est adoptée par beaucoup d'urologistes, mais que personnellement, nous n'appliquons pas. En voici la raison. Prenons un homme de 25 ans mesurant 1 m. 60 ; son poids calculé ou théorique serait 62 kgr. 500 ; prenons le même homme à 55 ans, avec la même taille, son poids théorique sera 75 kilogrammes. Ce qui fait une augmentation de 12 kgr. 500 pour 30 ans, soit 0 kgr. 417 par an, ce que nous considérons comme trop élevé, non pas pour les gens des villes, où la suralimentation et les réserves graisseuses qui en découlent, sont la règle, mais pour les personnes actives qui ne se nourrissent que pour l'entretien physiologique, et qui seules doivent être prises comme terme de comparaison.

Malgré cela, toutefois, les systèmes musculaires de toute nature et les organes prennent de l'extension et le poids d'un individu sain doit augmenter régulière- ment et normalement avec l'âge, jusque vers 55 ans, ou jusqu'à l'époque où il est atteint par la maladie ou la vieillesse.

Nous estimons que l'augmentation rationnelle ne doit pas excéder entre 25 et 55 ans, 1 kilogramme pour 3 ans, pour les personnes dont la taille est comprise entre 1 m. 60 et 1 m. 70.

Aussi, nous avons été conduit à calculer le *poids théorique* d'un tel individu en ajoutant, purement et simplement, au *tiers* de la taille exprimée en centi- mètres, le *tiers* de l'âge.

C'est peut-être tout ce qu'il y a de plus empirique, mais qu'importe, si les résultats se rapprochent assez de la réalité pour pouvoir être utilisés.

Si nous prenons l'exemple précédent nous avons : à 25 ans :

Poids théorique : $\dfrac{160 + 25}{3} = 61$ kgr. 7 (chiffre voi-- sin de 62 kgr. 500.

Et à 55 ans :

Poids théorique : $\dfrac{160 + 55}{3} = 71$ kgr. 7.

Différence : 10 kilogrammes en 30 ans et 1 kilogram- me en 3 ans.

Les personnes dont le *poids réel* (défalcation faite du

poids des effets) (1), est notablement inférieur au *poids théorique*, soit dans un état d'amaigrissement ou d'émaciation qui doit attirer l'attention. La recherche de la, ou des causes, s'impose donc.

Les personnes dont le *poids réel* est notablement supérieur au *poids théorique* présentent : soit une surcharge graisseuse, soit une surcharge d'une autre nature, dont il y a également lieu d'élucider la cause. Quoi qu'il en soit, cette *surcharge* ne saurait contribuer, ni prétendre, au même rôle physiologique que les tissus dits *actifs* : muscles, organes, etc., et elle ne saurait entrer, comme *poids effectif*, dans le calcul des *coefficients urologiques*.

Habituellement, on prend sous le nom de *poids actif*, la moyenne entre le *poids net* et le *poids réel théorique calculé*, c'est ce que nous avons déjà dit.

§ V. — *Coefficients urologiques.*

Ceci établi, voici les quantités d'urines émises ; et les principaux constituants excrétés par kilogramme *actif* d'une personne saine, (de vie normale en tant qu'exercice, nourriture, et dormant huit heures), pen-

---

(1) NOTA. — Il est difficile parfois d'obtenir le poids net des personnes. Il y a lieu alors de s'informer de la façon dont elles étaient vêtues lors de la pesée, et en tenant compte de la taille, de la corpulence du sujet, de l'époque saisonnière, on retranche de 3 à 6 kilogrammes du poids brut, pour avoir approximativement le poids net.

dant un cycle complet de 24 heures. Ces quantités, nous
avons été amené à les adopter, en tenant compte, non
seulement des chiffres fournis par les auteurs, mais
encore de nos données personnelles. Ces chiffres diffè-
rent, mais peu, en réalité, de ceux fournis par d'autres
spécialistes.

Volume d'urine émis par kilogramme .	22 cmc.
Résidu fixe dans le vide	0 gr. 965.
Extrait sec à 100°	0 gr. 88.
Urée	0 gr. 416.
Acide urique	0 gr. 01.
Chlore (exprimé en NaCl)	0 gr. 20.
Phosphates (exprimés en P^2O^5)	0 gr. 042.
Sulfates (exprimés en SO^4H^2)	0 gr. 042.

Ces *coefficients urologiques* étant adoptés, pour
connaître les quantités de principes constituants devant se trouver dans l'urine de 24 heures d'une personne saine, d'un poids actif de 60 kilogrammes, par
exemple, on n'aura qu'à multiplier tous ces nombres
par 60, comme il est fait dans le paragraphe suivant :

§ VI. — *Composition des urines types normales.*

Les quantités de principes constituants normaux
excrétés pendant vingt-quatre heures, par un adulte
de 60 kilogrammes seront donc en chiffres ronds :

Volume en 24 heures . . .   22   × 60 = 1,320 cm³
Résidu fixe dans le vide . .   0,965 × 60 = 58 gr.
Extrait sec à 100° . . . .   0,88 × 60 = 52 gr. 80

Urée	$0,416 \times 60 =$	25 gr.
Acide urique	$0,01 \times 60 =$	0 gr. 60
Chlore (en NaCl)	$0,20 \times 60 =$	12 gr.
Phosphates (en P^2O^5)	$0,042 \times 60 =$	2 gr. 50
Sulfates (en SO^4H^2)	$0,042 \times 60 =$	2 gr. 50

Maintenant, pour avoir la composition par litre d'une urine normale correspondant à ce poids actif de 60 kilogrammes, on n'aura qu'à diviser les chiffres ci-dessus, relatifs à 24 heures, par 1,320 cm³, c'est-à-dire le volume des urines, et on obtiendra les nombres inscrits ci-dessous :

Résidu fixe dans le vide...	44 gr.	
Extrait sec à 100°	40	»
Urée	19	»
Acide urique	0	» 46
Chlore (en NaCl)	9	»
Phosphates (en P^2O^5)	2	»
Sulfates (en SO^4H^2)	2	»

Avant d'aller plus loin, nous pouvons dire tout de suite que cette urine doit posséder une densité de 1.020 à + 15°. En effet, il existe une relation très étroite entre la *densité* d'une *urine normale* et ses *matières constituantes*.

De nos expériences, que viennent corroborer beaucoup d'autres appartenant à divers auteurs, il résulte les faits suivants :

Lorsque l'on prend une personne à l'état sain, et que sans modifier son genre de vie, on vient à augmenter, ou à diminuer, la quantité de boisson, particulièrement au moment des repas, le volume des urines de

24 heures augmente ou diminue, mais la quantité des
produits excrétés pendant cette durée de 24 heures
reste sensiblement constante. Ceci n'est pas absolu,
c'est exact dans certaines limites, mais non lorsqu'on
exagère soit la rareté soit l'abondance de la boisson.
L'urine est plus concentrée ou plus diluée, la richesse
au litre est plus forte ou plus faible, et la densité permet de calculer la composition au litre, et cela en multipliant l'excès en grammes du poids d'un litre d'urine,
à + 15°, sur le poids de un litre d'eau, soit dans la
circonstance 1.000 grammes (excès qui est exprimé,
du reste, par les deux derniers chiffres du nombre qui
représente la densité à + 15°, densité écrite avec trois
décimales), par les *coefficients* suivants :

Urée........................	0,95
Acide urique.................	0,023
Chlore (en NaCl)..............	0,45
Phosphates (P^2O^5).............	0,10
Sulfates (en SO^4H^2)............	0,10
Extrait sec à 100°.............	2
Résidu fixe dans le vide	2,2

Si nous appliquons ces *coefficients* à une urine de
densité 1.020 pesant au litre 1.020 grammes, c'est-à-
dire dont l'excès sur 1.000 est de 20 grammes, nous
avons :

Urée................	20 × 0,95	= 19 gr.	p. litre
Acide urique.........	20 × 0,023	= 0 gr. 46	—
Chlore (en NaCl)......	20 × 0,45	= 9 gr.	—
Phosphates (en P^2O^5)..	20 × 0,10	= 2 gr.	—
Sulfates (en SO^4H^2)...	20 × 0,10	= 2 gr.	—

Extrait sec à 100°..... 20×2 $= 40$ gr.   —
Résidu fixe dans le vide $20 \times 2,2$ $= 44$ gr.   —

Ces résultats sont identiques à ceux de la page 20.

Ces données peuvent être utilisées pour permettre d'établir la comparaison d'une urine quelconque, dont on ne connaît pas la quantité exacte en 24 heures (ce qui est, malheureusement, très fréquent dans les analyses d'urines) avec une urine type. On peut voir, par cette seule comparaison des résultats rapportés au litre, faite avec une urine de même densité, s'il y a *excès* ou *défaut* des éléments constituants principaux : urée, acide urique, chlorures, phosphates, sulfates et extrait sec à 100°.

Pour éviter les calculs, assez longs, qu'il faudrait faire pour chaque analyse, nous avons réuni dans le tableau ci-dessous, les chiffres relatifs à des urines *types* de *densité* variant de 1.012 à 1.030.

Les chiffres relatifs à l'urée, l'acide urique, les chlorures, les phosphates et les sulfates, l'extrait sec à 100°, le résidu fixe dans le vide, sont représentés par des grammes et fractions par litre, le volume est exprimé en centimètres cubes.

Densité à + 15°	Urée	Acide urique	Chlorures (en NaCl)	Phosphates en P_2O^5 ou sulfates en SO^4H^2	Extrait sec à 100°	Résidu fixe dans le vide	Volume calculé de l'urine renfermant 58 gr. de résidu sec dans le vide
1.012	11,40	0,276	5,40	1,2	24	26,4	2,200
13	12,35	0,299	5,85	1,3	26	28,6	2,030
14	13,30	0,322	6,30	1.4	28	30,8	1,885
1.015	14,25	0,345	6.75	1,5	30	33 »	1,760
16	15,20	0,368	7,20	1,6	32	35,2	1,650
17	16,15	0,391	7,65	1,7	34	37,4	1,553
18	17.10	0,414	8,10	1,8	36	39,6	1,466
19	18,05	0.437	8,55	1,9	38	41.8	1,389
1.020	19 »	0.460	9 »	2 »	40	44 »	1,320
21	19,95	0,483	9,45	2,1	42	46,2	1,256
22	20,90	0,506	9,90	2,2	44	48,4	1,200
23	21.85	0,529	10,35	2,3	46	50,6	1,147
24	22,80	0,552	10,80	2,4	48	52,8	1,100
1.025	23.75	0,575	11,25	2,5	50	55 »	1,056
26	24,70	0,598	11,70	2,6	52	57,2	1,015
27	25,65	0,621	12,15	2,7	54	59,4	977
28	26,60	0,644	12,60	2,8	56	61,6	943
29	27,55	0,677	13,05	2,9	58	63,8	910
1.030	28,50	0,690	13,50	3,0	60	66 »	880

Ces chiffres, en somme, ne représentent qu'une seule et même urine *type*, celle dont nous avons parlé dans les pages qui précèdent, urine de densité 1,020 ; mais avec des proportions d'eau plus ou moins considérables, proportions d'eau, en raison inverse de la densité.

Si nous revenons à cette urine de densité 1020, nous constatons que sa teneur en résidu sec dans le vide est de 44 grammes par litre, et que son volume rationnel en vingt-quatre heures étant de 1320 centimètres cubes, le résidu sec, en vingt-quatre heures, est de 58 grammes,

$$44 \times 1,320 = 58 \text{ grammes.}$$

Si nous venons maintenant à supposer que la densité et la teneur en résidu sec, qui y est rattachée, augmente ou diminue, pour avoir nos 58 grammes de résidu sec en vingt-quatre heures, il faudra que le volume d'urine émise soit différent. Si nous le désignons par V, nous pourrons le calculer en divisant 58 par la teneur en résidu sec par litre

$$V = \frac{58}{\text{Résidu sec par litre.}}$$

On peut aussi obtenir les mêmes résultats, par un autre calcul. L'urine qui nous a servi de type, a pour densité 1,020, les deux derniers chiffres forment le nombre 20. Si nous multiplions 20 par 1.320 centimètres cubes nous obtenons 26.400 centimètres cubes, d'où cette déduction :

$$\frac{26.400}{20} = V \text{ ou } 1.320 \text{ centimètres cubes.}$$

Remplaçons, maintenant, le nombre 20, par les autres nombres formés par les deux derniers chiffres de la densité, et effectuons le même calcul, c'est-à-dire divisons 26.400 centimètres cubes par ce nombre, nous obtiendrons comme quotient, le volume rationnel de l'urine correspondant à la densité considérée.

Que l'on opère d'une manière ou de l'autre, les ré-

sultats sont identiques, ils figurent à la dernière colonne du tableau qui précède.

§ VII. — *Rapports urologiques normaux.*

En résumé, comme dans bien des cas, on ne connaît
pour une analyse, ni la quantité exactement émise en
vingt-quatre heures, ni le sexe, ni l'âge, ni le poids, ni
la taille du sujet, car très souvent on remet une petite
fiole d'urine sans indication aucune, si ce n'est *analyser,* nous avons pris l'habitude de faire l'analyse, en
rapportant les résultats au litre, et à comparer les
résultats à ceux que fourniraient une urine *normale
type* présentant la même densité. On voit ainsi, si les
principes constituants: *urée, acide urique, chlorures, phosphates, sulfates,* et l'*extrait sec* ou *résidu
fixe,* qui représente l'ensemble; et qui doivent exister
dans des *rapports constants* s'y trouvent, ou bien s'il
y a *excès* de certains principes et *défaut* d'autres. Il
est facile de tracer une *courbe* de ces variations qui
à elles seules ont une très grande importance. Cette
courbe schématique n'a pas la prétention de traduire
des résultats mathématiques, mais de montrer à la
vue, si l'*excès,* ou la *diminution* sont *faibles* (un à
deux dixièmes), *notables* (3 à 4 dixièmes), *grands*
(5 à 7 dixièmes) ou considérables. La courbe ainsi
tracée montre bien mieux, à l'œil, que tout autre
moyen pouvant être employé, les écarts en plus ou
en moins, avec une urine normale, dans laquelle les
rapports urologiques seraient mathématiquement
observés.

2

Lorsque l'on connait le volume des urines de vingt-quatre heures, il suffit alors de calculer la quantité d'extrait sec pour ces vingt-quatre heures ; et, le comparant à la quantité qu'une urine normale type doit renfermer (58 gr., nombre que nous avons adopté) on indique dans la même courbe schématique, si cette quantité est *normale, forte, très forte* ou *faible* ou *très faible*, les *rapports respectifs des éléments constitutifs étant indiqués précédemment.*

Si le volume est donné, on peut aussi le comparer au volume théorique normal correspondant à la densité de l'urine analysée ; on voit alors si ce volume est normal, trop faible ou trop considérable. Enfin, si on fournit au chimiste les indications nécessaires pour établir le *coefficient biologique,* c'est-à-dire le *poids actif* avec lequel, la composition centésimale restant constante, le volume émis augmente en fonction de ce poids, il y a lieu de procéder aux calculs de l'urine normale *type* afférente au sujet, et les comparaisons de l'urine analysée se font avec le type théorique spécial, au lieu de se faire avec le type moyen dont nous avons parlé précédemment.

Mais, il suffit uniquement de calculer l'*extrait sec* à 100° pour vingt-quatre heures, soit, le *poids actif* $\times$ 0,88, parce que, si l'on voulait comparer les autres éléments, il faudrait non seulement établir cette urine type pour chacun d'eux en vingt-quatre heures, mais encore calculer, pour l'urine analysée, ces mêmes éléments pour les urines de vingt-quatre heures. Tous ces calculs, qui sont longs, sont inutiles. La comparaison de l'urine analysée avec une urine type, ayant même densité, ayant déjà renseigné suffisamment sur les anomalies des quantités proportionnelles de chaque constituant.

D'un autre côté, si on voulait établir la composition centésimale, ou au litre, de cette urine type, basée sur la connaissance du *poids actif*, on verrait que toujours il ne peut s'agir que d'une urine à densité 1.020, dont nous avons déjà donné la composition. Or, la comparaison de cette analyse par litre, avec l'urine analysée n'aurait aucune signification utile.

Les résultats relatifs au *résidu fixe dans le vide* pour 24 heures correspondant au *poids actif* du sujet sont tous calculés dans le tableau ci-dessous :

kgr.	gr.	kgr.	gr.	kgr.	gr.
50	48	60	57,60	70	67,20
51	48,96	61	58,56	71	68,16
52	49,92	62	59,52	72	69,12
53	50,88	63	60,48	73	70,08
54	51,84	64	61,44	74	71,04
55	52,80	65	62,40	75	72
56	53,76	66	63,36	76	72,96
57	54,72	67	64,32	77	73,92
58	55,68	68	65,28	78	74,88
59	56,64	69	66,24	79	75,84

80 kgr.   76 gr. 80

Ces nombres sont relatifs au résidu fixe dans le vide ; si on voulait les ramener à l'extrait sec à 100°, il faudrait en retrancher le dixième.

On peut déduire de ce qui précède, que dans une urine type normale, mais de densité variable, tous les constituants normaux : *urée, acide urique, chlorures, phosphates, sulfates, résidu sec, sont reliés directement à cette densité et par conséquent entre eux.*

On peut voir, par exemple en effectuant les calculs pour l'une quelconque des *urines types* du tableau de la page 23 que :

Le rapport $\dfrac{\text{acide urique}}{\text{urée}}$ est d'environ $\dfrac{1}{40}$ soit 2,50 0/0

Le rapport $\dfrac{\text{chlorure de sodium}}{\text{urée}}$ — $\dfrac{1}{2,1}$ — 40 0/0

Le rapport $\dfrac{\text{acide phosphorique}}{\text{urée}}$ — $\dfrac{1}{9,5}$ — 10 0/0

Le rapport $\dfrac{\text{acide sulfurique}}{\text{urée}}$ — $\dfrac{1}{9,5}$ — 10 0/0

Le rapport $\dfrac{\text{urée}}{\text{extrait sec}}$ — $\dfrac{1}{2}$ — 50 0/0

Il existe du reste beaucoup d'autres rapports dits *rapports urologiques,* citons en particulier :

Le rapport $\dfrac{\text{azote de l'urée}}{\text{azote total}}$ qui doit osciller de $\dfrac{8,5}{10}$ à $\dfrac{9}{10}$ soit 85 à 90 0/0.

Comme on le voit par les détails qui précèdent, nous avons apporté une grande simplification dans l'interprétation des résultats, en remplaçant les calculs des rapports urologiques, par une simple comparaison avec une urine type de même densité, dont nous avons donné la composition dans un tableau spécial.

§ VIII. — *Représentation d'une analyse d'urine,*
comparativement à une urine type de même densité.

Voici un exemple d'analyse, avec observations sur les résultats.

Il s'agit de l'urine de 24 heures d'une femme de 37 ans, ayant 1 m. 53 de hauteur, pesant net 64 kgr. 500, dont le coefficient biologique est de 63 kgr. 900. L'alimentation est mixte, mais elle aime les mets assez salés, et elle prend tous les matins un verre à Bordeaux d'un laxatif sulfaté sodique. Le volume des urines de 24 heures est de 1.250 centimètres cubes et la densité de l'urine à + 15° est de : 1.017.

La première colonne indique les résultats relatifs à l'urine analysée, la troisième colonne ceux qu'une urine théorique type, de même densité aurait dû fournir. La courbe intermédiaire montre les différences avec les excès et les défauts des constituants.

Composition de l'urine analysée par litre.	Courbe indiquant les différences entre l'urine analysée et une urine normale type.		Composition théorique d'une urine type, normale de même densité
	Excès des constituants	Défauts des constituants	
Urée _____ 15g80			Urée _____ 16g15
Acide urique _____ 0g45			Acide urique _____ 0g39
Chlorures (NaCl) _____ 9g10			Chlorures _____ 7g65
Phosphates (PhO⁵) _____ 1g68			Phosphates _____ 1g70
Sulfates (SO⁴H²) _____ 4g15			Sulfates _____ 1g70
Extrait sec à 100° _____ 31g50			Extrait sec à 100° _____ 34g00
Pour 24 heures			Pour 24 heures
Volume total _____ 1250cc			Volume total _____ 1406cc
Extrait sec à 100° _____ 39g60			Extrait sec à 100° _____ 47g80

Cette analyse, comparativement à une urine nor-

2.

male de même densité, indique un défaut très faible
d'urée et d'acide phosphorique ; un défaut un peu plus
important dans la teneur en extrait sec, et dans le volume émis en 24 heures. En revanche, il y a un excès
notable de chlorures, ce qui est expliqué par l'ali-
mentations salée, et un très grand excès de sulfates,
ce qui est expliqué par l'absorption de laxatifs salins
(sulfate de soude). Reste l'excès d'acide urique que ni
l'alimentation, ni le régime ne permet d'expliquer,
mais qu'une analyse microscopique et un dosage
d'acidité totale peut établir.

Avant de terminer ces généralités, nous devons
ajouter qu'à l'état sain, et toutes autres proportions
étant gardées, les urines de la femme tout en possédant la même quantité d'extrait sec que l'urine de
l'homme, à densité égale, sont un peu moins riches en
urée, acide urique, chlorures, phosphates ; mais comme
il doit y avoir compensation, en revanche, ce sont les
*principes organiques non dosés, principes fai-
blement azotés*, ou simplement des *hydrates de
carbone* qui sont en quantité un peu plus forte, et
cela résulte du fait que, par suite des conditions habi-
tuelles de la vie, la femme brûle moins complètement
ses matériaux que l'homme. En conséquence, une
urine présenterait-elle un très faible excès, un
vingtième environ, d'urée, d'acide urique, de chlorures, de phosphates et de sulfates sur l'urine type de
même densité, cela ne devrait pas être considéré
comme anormal s'il s'agissait d'une urine d'*homme*.
Au contraire, cela commencerait à être anormal s'il
s'agissait d'une urine de *femme*, qui elle, sans anomalie digne d'être signalée, pourrait présenter une

très faible diminution, d'un vingtième environ, sur les mêmes chiffres de l'urine type de même densité. Car les chiffres que nous avons adoptés sont des moyennes entre ceux que fourniraient les urines d'hommes et les urines de femmes.

L'indication du régime alimentaire peut servir à expliquer, comme nous venons de le voir dans l'exemple qui précède, l'excès ou la pauvreté en urée, acide urique, chlorures, les moyennes étant établies également pour une alimentation mixte.

L'alimentation carnée est de nature à motiver l'excès de principes azotés. L'alimentation végétale, le défaut des mêmes principes.

Il n'y a donc pas lieu, lorsqu'on est informé de la cause, de la supposer là où elle n'existe pas.

L'absorption habituelle ou passagère d'aliments salés, peut expliquer aussi la présence d'un excès de chlorure de sodium.

L'alimentation purement lactée, permet d'expliquer l'abondance des urines et au bout d'un certain temps la diminution très notable des chlorures et des phosphates.

Enfin, le régime médicamenteux doit être connu, parce qu'il est souvent de nature à modifier la composition des urines.

Toutes les remarques que le chimiste est appelé à faire dans cet ordre d'idées peuvent être mentionnées, brièvement, au-dessous de l'analyse quantitative sous la rubrique « observations ».

Nous arrêtons ici cet exposé, qui résume d'une façon très sommaire les résultats de nos longues recherches, et qui montrent notre opinion sur cette question des urines normales, et sur la façon de représenter les résultats.

II. — URINES ANORMALES ET URINES PATHOLOGIQUES.

Nous venons de parler assez longuement des urines *normales* ou *physiologiques*, nous avons indiqué leurs caractères généraux, organoleptiques, et nous avons plus particulièrement insisté sur leur composition chimique générale ; les relations du volume excrété en 24 heures, avec le poids actif du sujet ; les relations qui unissent entre eux les principaux constituants, l'extrait sec ou résidu fixe, l'urée, l'acide urique, les chlorures, les phosphates, les sulfates ; les principaux *rapports,* dits, *urologiques*.

Une urine quelconque, ne donnant pas les caractères généraux organoleptiques ; ces rapports de volume à poids ; cette composition « physiologique », etc., est une *urine anormale.*

Ces *urines anormales*, peuvent l'être par *défaut* relatif de tous les principaux constituants, ou par *excès* ; ou bien par *excès* des uns et *défaut* des autres ; et, ces faits suffisent parfois pour *permettre* de déclarer que le sujet qui a émis une telle urine est dans un état *pathologique*, si la connaissance des régimes alimentaires ou médicamenteux, ou toute autre cause bien établie, ne permettent pas d'expliquer les raisons de ces *anomalies.*

Mais, en dehors des constituants normaux, peuvent

se rencontrer dans les urines des principes autres que ceux dont nous avons signalé l'existence à propos des urines normales. Ces produits sont, les uns solubles et proviennent du sang, où ils ont été déversés comme déchets inutilisés pour une cause quelconque ; ou bien ils ont été extravasés d'une façon anormale du sang, par suite du mauvais fonctionnement des reins. D'autres encore, peuvent provenir de la vessie, ou des organes urinaires, par suite de secrétions anormales des muqueuses qui les tapissent ou de modifications, de nature fermentitielle, opérées dans la vessie même. D'autres de ces produits, solubles dans le milieu sanguin, ne sont plus que très peu solubles dans le milieu urine, ils se déposent ou bien ils cristallisent selon les cas, dans les organes rénaux eux-mêmes, ou annexes, ou dans la vessie, ou bien encore dans l'urine, après l'émission, sous l'influence du refroidissement spontané, en formant des dépôts dits dépôts urinaires qui troublent simplement l'urine plus ou moins. Toutes ces urines sont des *urines anormales* et la plus part du temps elles dénotent un *état pathologique*.

Enfin, il y a encore d'autres circonstances qui font que les urines peuvent être *anormales* et souvent *pathologiques*, c'est quand elles renferment du sang en nature avec ses hématies, ses globules blancs, ses albumines ; ou lorsqu'elles sont chargées de liquides purulents ; ou d'un excès de déchets épithéliaux provenant des organes urinaires ou génitaux, dénotant une profonde désagrégation des épithéliums ou des muqueuses.

C'est aux recherches de ces *principes anormaux*,

soit par les réactions chimiques, soit par l'emploi d'instruments de physique appropriés, soit par le microscope, recherches auxquelles nous consacrons plusieurs chapitres spéciaux, que l'analyste urologiste doit être tout particulièrement exercé.

Un des quelques caractères, des plus importants, quand il existe, et qui peut faire déclarer à lui seul l'état anormal du fonctionnement de l'organisme, c'est celui de la présence dans l'urine de substances organiques non azotées, ternaires par conséquent, en quantité dépassant une certaine proportion, relativement au poids de l'extractif total.

Nous avons été conduit en faisant, toutefois, toutes les réserves possibles, à attribuer à l'urine normale type, de 1,020 de densité, la composition suivante :

Densité.................	1,020
Volume en 24 heures......	1.320 cmc.
Urée	19 gr.
Acide urique............	0 — 46
Chlore (en NaCl).........	9 —
Phosphates (en P^2O^5).....	2 —
Sulfates (en SO^4H^2).......	2 —
Matières extractives à 100°.	40 —

On pourrait bien aller plus loin dans cette énumération, mais on sortirait des limites d'une analyse clinique. Cependant, il est permis de diviser cet extrait sec à 100° de la façon suivante, en deux parties distinctes, car, si on prend le soin de l'incinérer, il reste comme résidu les matières minérales totales. Dans

le cas de cette même urine type, on en obtiendrait
15 grammes.

On aurait donc :

Matières minérales........   15 gr.
—   organiques ....   25 gr.

ces dernières se divisant en :

Urée....................   19 gr.
Acide urique..............   0 gr. 46
Produits autres...........   5 gr. 54

sur lesquels il y a lieu de retrancher pour certains
principes azotés, tels que la créatinine, l'acide hippurique, et quelques pigments qui sont des constituants
normaux de l'urine, un certain poids que nous évaluons
à trois fois celui de l'acide urique, soit $0,46 \times 3$
$= 1$ gr. 38, le reste représente les véritables *produits
non dosés*, que l'on peut désigner sous le nom de
composés extractifs non dosés ou de *composés ternaires* (C. O. H.) $= 4,16$, soit un nombre compris
entre le $\frac{1}{4}$ et le $\frac{1}{5}$ de l'urée. Si ce rapport est supérieur au $\frac{1}{4}$ c'est qu'il y a excès de ces composés et il
s'agit d'un état pathologique (la glucosurie rentre dans
ce cas).

Lorsqu'une urine renferme du sucre, la comparaison des autres éléments avec une urine type, de même
densité, ne peut se faire que si on rectifie la densité de
l'urine en retranchant l'augmentation de poids du litre
de cette urine sur 1.000, de la part qui revient au glucose. Pour cela, on divise la quantité de *sucre* par

le facteur 2,45 et on a le nombre de grammes à retrancher du poids du litre d'urine. Ce coefficient 2,45 est celui que nous avons obtenu comme moyenne avec des solutions de glucose pur, dans des proportions variant de 10 à 60 grammes par litre. Il faut 2 gr. 45 de glucose pur par litre d'urine pour augmenter le poids du litre de 1 gramme ou la densité de 0,001.

Exemple : Une urine possède une densité de 1,027 à + 15°, et elle contient 40 grammes de glucose par litre.

Si on veut savoir la densité de l'urine sans glucose, il faudra retrancher (40 gr. : 2,45) = 16 gr. 3, c'est-à-dire 0,0163 de 1,027, ce qui donnera 1,0107 pour la *densité corrigée*.

C'est avec ce *dernier chiffre* que l'on calculera la composition de l'*urine type* avec laquelle on comparera : urée, acide urique, chlorures, phosphates, sulfates, extrait sec, sucre déduit, etc., etc., et l'on verra alors si, le sucre étant mis à part, les *rapports urologiques* sont conservés, ou ne le sont pas.

Nous reparlerons du reste de ceci, à propos de la détermination de la densité des urines.

CHAPITRE III

Examen qualitatif préliminaire des urines.

§ 1. — DE L'EXAMEN DES CARACTÈRES GÉNÉRAUX.

Quand un chimiste se trouve en présence d'un échantillon d'*urine à analyser*, ce qu'il est tout d'abord appelé à constater, c'est l'*aspect* que le liquide présente, il sent, il remue le liquide, il en verse une certaine quantité dans un verre et le regarde très attentivement dans tous les sens, en usant des jeux de lumière, que l'on peut ainsi produire.

En somme, il tache de se bien rendre compte que le liquide soumis à son examen est bien de l'urine, et en faisant cette constatation il note les particularités que le liquide présente et qui peuvent être celles que nous allons rapporter, relativement à l'*aspect*, la *couleur*, l'*odeur* et la *consistance*. Ce n'est qu'ensuite qu'il examine la *réaction de l'urine*, puis il s'occupe du *volume émis en 24 heures* et il détermine la *densité*.

1º ASPECT. — L'urine au moment de l'émission doit, normalement, être à la température du corps, et tout à fait limpide, de plus elle est aseptique.

3

A mesure qu'elle se refroidit, il s'y forme des nua-
ges floconneux, qui peu à peu se déposent, et qui sont
formés par des cellules épithéliales rondes granuleuses et par d'autres cellules épithéliales pavimenteuses.
Ces déchets épithéliaux que l'on reconnaît au microscope, proviennent de la vessie, de l'urèthre et des organes génitaux externes. On rencontre aussi quelques
filaments de mucus. Ces déchets épithéliaux sont sans
importance.

D'autres fois, l'urine est trouble, auquel cas il y a
une très importante anomalie, et très probablement
des matières purulentes, ce que l'examen ultérieur
indiquera ; ou bien il y a du sang ou des phosphates
terreux.

Lorsque l'urine est remise au chimiste, et qu'il s'a-
git surtout des urines de 24 heures, il y a dans le mélange, des urines qui ont déjà une vingtaine d'heures.
L'aspect cependant peut être le même que pour des
urines fraîchement émises, si ce n'est qu'il s'est
formé le léger dépôt dont nous venons de parler.

Mais, l'urine peut aussi être trouble, ou bien si elle
est limpide, elle peut renfermer dans la partie inférieure un *dépôt* ou *sédiment* plus ou moins abondant, blanchâtre, jaunâtre ou rougeâtre. Ces *dépôts*,
lorsque l'urine était claire au moment de l'émission,
se sont produits par suite du refroidissement et indiquent une urine riche en urates ou en phosphates ; on
s'assure tout de suite de la chose en mélangeant
l'urine et en chauffant vers 40 à 50° dans un petit tube à essais. Si l'urine s'éclaircit et devient limpide, c'est que le dépôt était formé par des *urates
acides* très peu solubles, s'il n'en est rien et si une

goutte d'acide acétique fait disparaître le trouble, c'est que celui-ci était dû à des *phosphates terreux*. Le pus, le sang ne disparaissent ni par la chaleur ni par l'acide acétique, il en est de même de l'oxalate de chaux.

Cet examen de l'urine ne serait pas complet, si on ne se servait en dernier lieu, d'une loupe pour apercevoir plus nettement les corps en suspension ou déposés et ensuite d'un petit spectroscope à main et à vision directe, en plaçant l'urine qui alors doit être limpide dans un récipient approprié.

2° COULEUR. — La couleur de l'urine normale est *jaune paille* ou *jaune ambré*, mais la gamme des couleurs que les urines tant normales que surtout anormales peuvent présenter, est très grande. Ainsi, voici quelques types de couleurs anormales avec leurs significations les plus ordinaires.

Presque incolore. — Urines très aqueuses de faible densité. Urines de diabétiques. Urines de crises nerveuses.

Jaune acajou. — Présence de pigments colorés normaux de l'urine (urochrome, uroérythrine) et d'urobiline.

Jaune verdâtre. — Produits biliaires.

Brune ou brunâtre. — Produits biliaires ou produits phénoliques.

Rouge groseille ou *grenat.* — Sang fraîchement exsudé dans les urines.

Rouge brun, noirâtre. — Sang ayant séjourné dans la vessie.

Violacée. — Excès d'indican urinaire.

Urines troubles, blanc grisâtre. — Pus ou matières grasses émulsionnées (chylurie).

Enfin, sous l'influence de l'absorption de santonine ou semen contra, de rhubarbe, de sené, de safran, les urines prennent une teinte *jaune orangé*, qui vire au *rouge* par addition d'ammoniaque.

Lorsque l'on administre du bleu de méthylène dans le but d'expérimenter la perméabilité du rein, les urines sont *verdâtres* et souvent *bleues*. Nous indiquerons à propos de ce corps, comment on le reconnaît dans les urines.

3º ODEUR. — L'odeur de l'urine fraîchement émise, dans des conditions normales, n'est pas désagréable, elle rappelle un peu celle du bouillon ou du pain chaud, elle est aromatique, mais en refroidissant, cette première odeur disparaît pour faire place à une odeur urineuse, *sui generis*, qui n'est pas désagréable non plus, si l'urine ne s'est pas altérée.

A la suite de l'ingestion de certains aliments, ou de certains médicaments, de balsamiques en particulier les urines prennent des odeurs spéciales et caractéristiques.

L'absorption d'asperges leur communique une odeur infecte, la térébenthine une odeur d'iris ou de violette, le copahu, le santal etc..., des odeurs particulières.

Lorsque l'urine vieillit elle se décompose, l'urée se change en carbonate d'ammoniaque, l'odeur de l'urine devient ammoniacale. Cette transformation de l'urée en carbonate d'ammoniaque est l'œuvre de microbes, micrococcus ureœ notamment. Cette hydrolyse peut aussi se faire dans la vessie, lorsque par suite de sondages on a pu accidentellement introduire des germes dans la vessie elle-même ; alors, l'urine est ammoniacale dès son émission.

Il y a toutefois des cas où, par suite de phénomènes de compression, grossesse, tumeurs etc..., la muqueuse de la vessie irritée, sécrète un principe hydrolysant, qui fait que les urines sont ammoniacales tout en étant aseptiques.

Nota. — Il n'y a pas seulement qu'à l'odeur que l'on reconnaît la présence de sels ammoniacaux dans l'urine. Nous utilisons aussi le réactif de Nessler (solution alcaline d'iodure mercurique ioduré). Pour cela l'urine déféquée avec un dixième d'acétate de plomb, puis filtrée, est étendue avec vingt fois son volume d'eau distillée. Dans 10 centimètres cubes de ce liquide on verse 1 centimètre cube de Nessler, il se produit une coloration jaune-orangé avec quelquefois un précipité, suivant les quantités plus ou moins grandes d'ammoniaque contenues dans l'urine.

Dans certaines maladies graves de la vessie ou des reins, de tumeurs malignes, les urines sont émises en possédant des odeurs plus ou moins infectes.

4° Consistance. — L'urine normale est très fluide, elle donne par agitation une mousse à grosses bulles peu persistantes. Si elle donne une mousse persistante formée de petites bulles, on peut soupçonner la présence d'albumine ou de sang.

Si les urines sont filantes, visqueuses comme de l'huile, c'est qu'il y a lieu de soupçonner la présence de grandes quantités de pus modifié par les produits ammoniacaux engendrés au détriment de l'urée.

5° RÉACTION. — Immédiatement après ces constatations, le chimiste essaye avec du papier de tournesol sensible, la réaction acide, neutre ou alcaline de l'urine, et cette détermination, complète et explique souvent quelques-unes des particularités observées, soit par l'examen des yeux, soit par l'odorat. Une urine sédimenteuse renfermant des urates est acide. Une urine sédimenteuse, dont le sédiment est composé de phosphates terreux, est neutre ou alcaline. Celles qui sont ammoniacales sont nettement alcalines.

6° DENSITÉ ET VOLUME. — Nous avons indiqué déjà les relations inversement proportionnelles qu'il doit y avoir entre la *densité* d'une urine et le *volume* émis en 24 heures.

Nous avons également indiqué le volume émis par kilogramme de poids actif, soit, pour une personne saine, 22 centimètres cubes, lorsqu'il s'agit d'un adulte.

Il y a de bien nombreuses exceptions à cette règle, et on aurait tort de considérer comme des malades, tous ceux qui ne s'y conforment pas. Dans les cas les plus ordinaires, la quantité d'urine varie avec les habitudes des personnes relativement à la boisson. On considère comme des quantités normales en 24 heures, pour les adultes 1.200 à 1.400 centimètres cubes pour l'homme, et 900 à 1.200 centimètres cubes pour la femme.

La chaleur, et la transpiration qui s'en suit, si elles ne sont pas compensées par une augmentation des boissons, tendent à diminuer le volume des urines de 24 heures ; le froid au contraire tend à l'augmenter.

Lorsque le volume d'urine de 24 heures est notablement supérieur à la normale, il y a *polyurie*; il y a au contraire *oligurie*, lorsque la proportion est au-dessous de la normale, et enfin *anurie*, lorsque les émissions sont supprimées par une raison quelconque : calculs urinaires, rétrécissement de l'urèthre, hypertrophie de la prostate, etc...

La détermination du volume des urines des 24 heures, se fait souvent en les transvasant dans un grand bocal de 2 à 3 litres, gradué. On ne peut ainsi obtenir qu'un volume très approximatif. Il est préférable de confier au chimiste le soin de déterminer le volume, et de lui faire remettre la totalité des urines des 24 heures en plusieurs bouteilles, si une seule ne suffit pas. Le chimiste mesure l'urine dans des éprouvettes graduées de 1 litre, ou de 500 centimètres cubes ou de 250 centimètres cubes et obtient le volume exact à quelques centimètres cubes près. Il peut peser à 1 gramme près la totalité des urines, et il en calcule le volume en divisant le poids, en grammes, par la densité à 15°.

La *Densité* de l'urine est selon nous, très importante à connaitre avec exactitude, contrairement à ce que disent, sans le justifier d'ailleurs, beaucoup d'auteurs ; et cela, non seulement parce que cette densité renseigne approximativement sur la quantité des éléments fixes par litre, mais encore, parce qu'elle permet de calculer les constantes chimiques d'une urine type, à laquelle on pourra comparer l'urine analysée ; puis, sur les quantités d'urines à prélever, lorsqu'on voudra procéder à divers essais, tel que le dosage de l'extrait, etc., etc. Nous avons assez longuement exposé ces faits dans un précédent chapitre, pour qu'il ne soit pas nécessaire d'y revenir ici.

7º DÉTERMINATION DE LA DENSITÉ. — La *densité* de l'urine se détermine à la température de 15º.

Lorsque la quantité d'urine est faible, on prend la *densité* par la méthode du flacon et au moyen de la balance.

Lorsqu'on peut disposer de quelques centaines de centimètres cubes, on prend cette *densité* au moyen de densimètres spéciaux appelés UROMÈTRES, ce qui est beaucoup plus pratique et suffisamment exact.

Il existe dans le commerce de très bons *uromètres* dits de *Niemann*, ils portent des graduations telles que chacune d'elle représente 1 gramme d'augmentation pour le poids d'un litre. Ces instruments sont livrés au nombre de deux ; l'un est gradué de 1,000 à 1,020, l'autre de 1,020 à 1,040 et ils le sont à la température de + 15º.

Si l'instrument s'enfonce jusqu'à 1,018, (et on doit faire la lecture à la partie *inférieure* du ménisque), cela veut dire que la *densité* à + 15º est de 1,018, ou que le poids d'un litre d'urine est de 1 kgr. 018 ; ou encore, qu'un litre de cette urine pèse 18 grammes de plus qu'un litre d'eau distillée à + 15º.

Nous avons fait construire des densimètres de Niemann dont la graduation va de 1,010 à 1,030, c'est-à-dire qui comprennent les densités des neuf dixièmes des urines qui sont apportées à l'analyse (1).

Si la température n'est pas à + 15º, ce qu'il est facile de constater, parce que ces instruments sont

(1) G. Berlemont, constructeur, Paris.

munis d'un thermomètre, dont le réservoir sert à lester l'aréomètre, et dont la tige graduée se trouve dans la partie renflée, il y a lieu de faire subir à la lecture une correction. On a donné beaucoup de formules pour calculer cette correction ; beaucoup d'auteurs, disent qu'il suffit d'ajouter ou de retrancher 1 gramme pour 3º de température en plus ou en moins de 15º. Cette correction est trop forte. D'autres auteurs renvoient au tableau de correction donné par Bouchardat, tableau qui porte deux colonnes de chiffres, l'une pour les urines ordinaires, l'autre pour les urines sucrées. Ce tableau n'est pas plus exact que les formules précitées et ne s'applique pas à toutes les urines.

Nous avons fait un nombre considérable d'essais, relativement à la détermination d'un coefficient de correction, et cela avec des urines des plus diverses, tant par la richesse en éléments solides, que par leur nature. Nous avons pris les densités pour chaque urine à des températures différentes, variant quelquefois de l'une à l'autre d'une vingtaine de degrés. En divisant chaque fois la différence de densité par l'écart thermométrique, nous avons obtenu le coefficient de correction pour chaque urine en particulier. Les nombres obtenus ont varié de 0,00015 à 0,00026, mais ils ont presque toujours oscillé entre 0,0002 et 0,00022, et cela, tant pour des urines *sucrées* que pour des urines *non sucrées*. Cette variation du coefficient de correction est tout à fait rationnelle, puisque l'urine est une solution de divers principes salins et organiques, dont les solutions, à poids égal, n'ont pas les mêmes coefficients de dilatation. Quoi qu'il en soit, nous estimons que la densité, pour être la plus exacte

3.

possible, doit être prise à la température de + 15°, et que si la température est comprise entre 10 et 20°, il y a lieu d'ajouter ou de retrancher les chiffres inscrits ci-dessous :

10°	retrancher	0,0010	16°	ajouter	0,0002
11°	—	0,0008	17°	—	0,0004
12°	—	0,0006	18°	—	0,0006
13°	—	0,0004	19°	—	0,0008
14°	—	0,0002	20°	—	0,0010

pour ramener la densité à + 15° centigrades.

8° CORRECTION RELATIVE AUX URINES SUCRÉES. — Quand les urines renferment du sucre, indépendemment de la correction de température que l'on doit faire tout d'abord, il y a lieu d'établir la densité de l'urine supposée privée de sucre. Cela est même indispensable, si l'on veut permettre d'établir la comparaison, avec une urine normale de même densité, comme nous l'avons expliqué à la fin du chapitre qui traite des urines anormales.

Or, comme nous l'avons démontré expérimentalement, la présence de 2 gr. 45 de glucose par litre d'urine, augmente la densité de cette urine de 0,001. Donc, pour corriger la densité du fait de la présence du sucre, on divise la quantité de sucre par litre, par 2 gr. 45, et on retranche le chiffre obtenu, de la densité exprimée avec trois chiffres décimaux. C'est cette nouvelle *densité corrigée* qui sert à calculer les éléments normaux de l'urine *type* servant de terme de comparaison.

Pour simplifier les calculs, et rendre cette correc-

tion facile, nous nous servons du tableau ci-dessous
que nous avons établi à cet effet.

Sucre par litre d'urine	A retrancher de la densité	Sucre par litre d'urine	A retrancher de la densité
gr.		gr.	
2,45	0.001	39,20	0,016
4,90	0,002	41,65	0,017
7,35	0,003	44,10	0,018
9,80	0,004	46,55	0,019
12,25	0,005	49 »	0,020
14.70	0,006	51,45	0,021
17,15	0,007	53,90	0,022
19,60	0,008	56,35	0,023
22,05	0,009	58,80	0,024
24,50	0.010	61,25	0,025
26,95	0.011	63,70	0,026
29.40	0,012	66,15	0,027
31,85	0,013	68,60	0.028
34,30	0,014	71,05	0,029
36,75	0,015	73,50	0,030

§ 11. — Expériences réactives préliminaires a faire
sur les urines.

L'examen organoleptique étant fait, la réaction observée, et la densité prise, avant de procéder à l'analyse dé-
finitive, il est bon de tâter en quelque sorte le terrain,
pour avoir des indications permettant de diriger l'ordre
des recherches.

Nous avons l'habitude de faire sur chaque urine, et avant de commencer l'analyse proprement dite, les cinq expériences suivantes, que nous allons décrire en attirant l'attention sur *leurs indications* ou *significations*.

1° *Action de la chaleur.* — On place 10 centimètres cubes, environ, de l'urine limpide, filtrée s'il est nécessaire, dans un tube à essais, et on chauffe lentement jusqu'à l'ébullition la partie supérieure du liquide (le 1/3 supérieur). Si l'urine reste limpide, ce que l'on distingue nettement par opposition avec la partie inférieure non chauffée, et si, la réaction de l'urine est acide, la chose est *normale*. Si l'urine se trouble et si sa réaction est nettement acide, il est à supposer que l'urine est *albumineuse*. Si l'urine est neutre ou alcaline, il faut y verser une goutte d'acide acétique, ou mieux d'acide trichloroacétique à 20 p. 100, si l'urine est réellement albumineuse, cette goutte ne modifie rien, c'est-à-dire qu'elle ne fera pas disparaître ou n'atténuera pas le trouble. Si, au contraire, le trouble disparaît, c'est que l'urine n'est probablement pas albumineuse, et que ce trouble était dû à la précipitation de phosphates alcalino-terreux ou même de carbonate calcique, qui étaient en dissolution à la faveur d'acide carbonique que la chaleur a chassé.

2° *Action de l'iodure mercurique ioduré acide* (*Réactif de Tanret*)(1). — Une petite quantité d'urine, bien filtrée, est traitée dans un tube à essais par une

(1) Le réactif Tanret est constitué par une solution d'iodure mercurique ioduré, fortement acidulée avec de l'acide acétique.

dizaine de gouttes de « réactif de Tanret ». On n'observe aucune modification, ou bien le mélange devient louche, ou même il se forme un précipité. On chauffe, et, le précipité ou le louche ne disparaît pas, ou bien, il disparaît complètement pour reparaître par refroidissement (il faut toujours plonger le tube dans de l'eau très froide). Si le précipité reparaît à froid, on ajoute dans le tube un égal volume d'alcool à 95°, on mélange et on voit si le précipité se dissout ou ne se dissout pas.

Ces expériences permettent de laisser soupçonner, dans l'urine analysée, la présence d'albumine, des peptones, des alcaloïdes, y compris l'antipyrine.

L'albumine du sérum sanguin donne un trouble ou un précipité qui ne disparaît pas à chaud, et qui est insoluble dans l'alcool. Dans le cas de présence de peptones, d'alcaloïdes ou d'antipyrine, le trouble ou le précipité qui se forme à froid, qui disparaît à chaud, et qui se reforme par refroidissement, est soluble dans l'alcool.

3° *Action de l'acide azotique*. — Dans un verre conique, on met 10 centimètres cubes d'urine filtrée, et on introduit au fond du verre, lentement et au moyen d'une pipette effilée, 5 centimètres cubes d'acide azotique concentré. On évite de mélanger les deux liquides, qui restent nettement séparés, l'urine au-dessus, l'acide au-dessous, à cause de leur grande différence de densité. On observe les phénomènes qui se passent, presque immédiatement, mais qui sont plus nets environ dix minutes après. A mesure que dure le contact, il se forme au voisinage de la couche de séparation, des zones plus ou moins épaisses, puis on peut observer des zones diversement colorées ; ainsi :

La présence de l'*albumine* dans l'urine se manifeste par la formation d'une zone blanchâtre très nette
juste au-dessus de la séparation des deux liquides,
elle est plus ou moins épaisse, selon que l'urine renferme une quantité plus ou moins forte d'albumine.
On observe sa formation immédiate, lorsque la quantité est supérieure à un gramme par litre.

La présence de l'*acide urique*, en quantité un peu
plus que normale, se manifeste par la formation d'une
légère zone, peu colorée, située au milieu de la couche urineuse.

L'urobiline donne une zone couleur vieil acajou
(zone hémaphéique) qui a son maximum d'intensité à
la limite de séparation, et qui remonte un peu, en s'at-
ténuant.

Les pigments biliaires donnent dans la même ré-
gion une série de zones colorées qui commencent
dans l'acide azotique lui-même et qui vont en remon-
tant et qui sont : jaune, rouge, violette, bleue, verte, et
enfin jaunâtre, allant ainsi en se confondant avec la
couleur de l'urine.

L'urine normale donne aussi une zone colorée à la
limite de séparation d'avec l'acide azotique, cette zone
est rose faible à ses deux extrémités inférieure et
supérieure, et rouge plus foncé à la partie intermédiaire.

Lorsque les urines sont très riches en urée (plus de
30 grammes par litre) au bout d'un certain temps il se
forme des cristaux plus ou moins volumineux d'azotate d'urée, en-dessous de l'urine et dans la partie supérieure de la couche d'acide azotique.

Si on abandonne longtemps le verre renfermant les deux liquides, au repos, il finit par y avoir diffusion et le tout, s'étant mélangé, ne présente plus rien d'utile à noter.

4º *Action du réactif cuprotartrique alcalin.* — On porte à l'ébullition 2 à 3 centimètres cubes de liqueur bleue cuprotartrique alcaline (réactif Barresvill, ou liqueur de Fehling) placés dans un tube à essais, et on y verse un égal volume d'urine. On porte de nouveau à l'ébullition et on enlève du feu. On peut observer plusieurs choses.

La liqueur bleue n'est pas modifiée, alors on en conclut à l'absence de corps réducteurs, ou tout au moins, d'une quantité nettement appréciable. La liqueur bleue est décolorée presque immédiatement, elle passe au jaune, puis au rouge et laisse déposer très rapidement un dépôt rouge très lourd d'oxyde cuivreux. Ceci se passe lorsque les urines sont riches en principes réducteurs et notamment en *glucose*.

Mais il y a des phénomènes intermédiaires, la couleur peut disparaître, le liquide devient jaune verdâtre et ne donne pas de précipité, ou donne un précipité verdâtre sale, dû à la précipitation des phosphates terreux par l'alcali de la liqueur cuprique.

D'autre fois le liquide se décolore après quelques secondes d'ébullition, puis, lorsqu'on le retire du feu, il reste encore quelques secondes en cet état, et alors, brusquement, il se trouble, devient jaune sale, verdâtre, brun, puis presque noir. Ceci se produit quand il y a des corps réducteurs de diverse nature, souvent mélangés à une petite quantité de glucose, et résulte des différents états de l'oxyde de cuivre libéré et précipité.

Les corps réducteurs que l'on peut rencontrer dans l'urine sont assez nombreux, citons : la créatinine, l'acide urique, l'alcaptone ; ou, si le sujet a absorbé des médicaments tels que rhubarbe, santonine, salicylates, la présence de certaines parties en nature ou modifiées de ces substances.

Cette réaction n'est donc qu'indicatrice, et on ne doit jamais conclure de ses résultats positifs seuls, que l'urine renferme du glucose.

5° *Action du perchlorure de fer.* — On traite dans un tube à essais, un peu d'urine par du perchlorure de fer dilué, que l'on verse goutte à goutte. Le plus souvent il se forme un précipité assez abondant de phosphate de fer, en même temps que le mélange se colore plus ou moins en : gris sale, jaune, jaune foncé, rougeâtre, rouge foncé ; on filtre pour mieux observer la coloration.

Les urines normales ne donnent qu'une coloration gris sale ou jaune sale, les urines renfermant des acides diacétique ou β-oxybutyrique, de l'acétone donnent des colorations rouges plus ou moins foncées qui indiquent qu'il y a lieu de faire la recherche spéciale de ces composés. Les urines émises à la suite d'absorption d'antipyrine prennent une coloration acajou. Lorsque les urines renferment des produits phénoliques ou salicyliques, il se développe une coloration violet sale, plus ou moins intense. Ces réactions, quand elles sont positives, montrent donc qu'il y a lieu de rechercher spécialement tous les corps susceptibles de les produire.

CHAPITRE IV

Dosage des principes constituants organiques de l'urine et signification des résultats obtenus.

§ I. — DE L'URÉE.

L'*urée* a pour formule COA^2H^2, son poids moléculaire est 60, c'est un corps blanc cristallisé, très soluble dans l'eau et dans l'alcool; l'*urée* est un corps neutre, mais capable de contracter des combinaisons moléculaires avec les acides et les alcalis ; avec les acides azotique et oxalique, il se forme des combinaisons cristallines assez caractéristiques.

Au point de vue de la fonction chimique, l'*urée* est la *diamide carbonique*. Hydratée par l'action des acides dilués ou des alcalis dilués, à chaud et sous pression (140°), elle se transforme en carbonate neutre d'ammonium. Cette même action hydratante est obtenue par certains microbes, ou mieux par celle des produits solubles, véritables diastases, qu'ils secrètent.

L'acide azoteux ou les solutions chargées d'acide azoteux ou de vapeurs nitreuses, comme l'azotate acide de mercure récent, décomposent l'*urée* en eau, acide carbonique et azote.

Les hypochlorites et hypobromites alcalins, décomposent également l'*urée* en eau, acide carbonique et azote.

Ces différentes propriétés sont mises à profit, tant pour reconnaître l'*urée* que pour en effectuer le dosage.

DOSAGE DE L'URÉE. — L'*urée* de l'urine peut se doser par différentes méthodes, celles répondant aux besoins réellement scientifiques, qui sont des dosages rigoureux, nécessitant au préalable la séparation d'avec l'*urée* des autres éléments azotés, avec lesquels elle se trouve dans l'urine et qui sont susceptibles de nuire au dosage ; et de plus, de minutieuses précautions que l'on ne peut prendre que dans un laboratoire. Ce dosage est toutefois nécessaire pour établir le rapport azoturique, si on veut tabler sur ce rapport. Ensuite on a des méthodes plus simples, pour les cas où une précision aussi grande, n'a pas d'importance, ce sont les dosages cliniques.

Ces dosages cliniques reposent sur la facile décomposition de l'*urée* de l'urine, en azote et gaz carbonique, et cette décomposition peut être obtenue soit par l'action à chaud du nitrate acide de mercure ; soit, par l'action à froid de l'hypobromite de soude alcalin. De très nombreux appareils ont été imaginés pour rendre ce dosage commode et rapide. Beaucoup donnent à cet égard toutes satisfactions, nous citerons d'abord ceux d'Yvon, d'Esbach et de Regnard qui ont précédé le nôtre, dont la construction remonte pourtant à l'année 1876. Notre but, qui du reste a été atteint, consistait à avoir un appareil permettant d'opérer au lit du malade, sans avoir besoin d'être un manipulateur très habile.

Ensuite, ont été préconisées les appareils Noël, Denigès, Gautrelet, Vieillard, Huguet, Mercier, etc· Nous allons nous borner à décrire notre appareil, sans vouloir dire, pour cela, que les autres ne puissent donner d'aussi bons résultats ; ils sont généralement livrés par les constructeurs avec des notices explicatives, qui permettent de les utiliser après de très sommaires expériences préparatoires.

1° *Principe de la méthode du dosage et description de l'appareil.* — L'*urée* est dosée par le volume d'azote qui se dégage, lorsqu'on fait agir sur cette substance une solution d'hypobromite alcalin avec excès d'alcali. La réaction qui se passe, lorsque ces corps sont en présence, peut s'exprimer par la formule suivante :

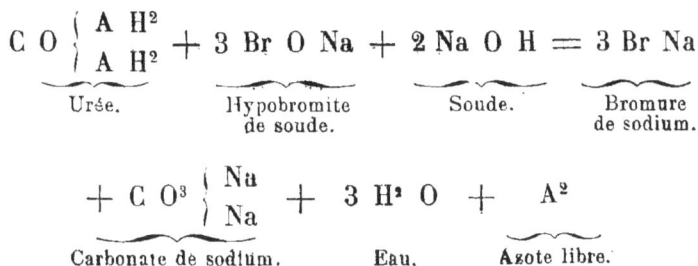

$$C\,O \begin{cases} A\ H^2 \\ A\ H^2 \end{cases} + 3\ Br\ O\ Na + 2\ Na\ O\ H = 3\ Br\ Na$$

Urée.   Hypobromite   Soude.   Bromure
               de soude.   de sodium.

$$+ C\ O^3 \begin{cases} Na \\ Na \end{cases} + 3\ H^2\ O + A^2$$

Carbonate de sodium.   Eau.   Azote libre.

Cette réaction de l'hypobromite de soude sur l'*urée*, de même que celle des hypochlorites alcalins sur la même substance, sont déjà très anciennes. Cette dernière, et son application au dosage volumétrique de l'urée, paraît avoir été indiquée, dès 1854, par

E.-W. Davy. La première, celle de l'hypobromite, l'a été, en 1871, par M. Knop.

Les procédés de dosage qui ont été fondés sur ces données sont nombreux; citons ceux de MM. Lecomte, Prat (de Bordeaux), Yvon, Esbach, Regnard, etc., etc. Notre méthode ne diffère de celles de ces auteurs, que

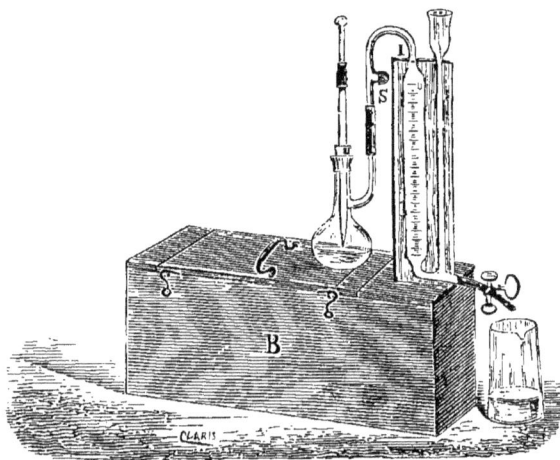

Fig. 1. — Uréomètre Clinique Blarez.

par la forme spéciale de l'appareil et par quelques modifications, qui rendent le dosage plus pratique au point de vue clinique.

L'appareil dont le dessin est ci-dessus (fig. 1) se compose de deux parties :

1° Un ballon dans lequel se produit la réaction de l'hypobromite alcalin sur la solution d'urée (urine);

2° Un système de tubes, dont l'un gradué est destiné à mesurer le gaz azote produit.

Ces deux pièces, qui sont montées dans le dessin,

peuvent se loger dans la boîte B, laquelle, indépendamment de cet usage, sert aussi de support à l'instrument lorsqu'il fonctionne. Cette boîte contient également les différentes pièces nécessaires aux dosages de l'urée, c'est-à-dire la pipette-pompe pour prendre l'urine, un tube jaugé à 10 centimètres cubes pour mesurer l'hypobromite, et un flacon dans lequel on peut conserver une certaine quantité de ce réactif, etc.

Nous avons fait construire également et sur le même principe :

1° Un appareil plus simple pour les laboratoires, la boîte est supprimée et l'appareil est toujours monté prêt à fonctionner, sur un support à pied ;

2° Enfin, un appareil de laboratoire, grand modèle (fig. 2) pouvant mesurer 60 centimètres cubes de gaz et fonctionnant avec du mercure à la place d'eau (1).

2° *Préparation de l'hypobromite de soude* BrONa. — Théoriquement, rien n'est plus facile que la préparation de *l'hypobromite de soude*. Il suffit de verser du *brome* dans une solution de *soude caustique*, moyennement concentrée. Le corps prend naissance en même temps que du bromure de sodium, en vertu de la réaction

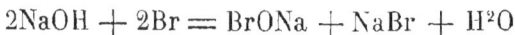

$$2NaOH + 2Br = BrONa + NaBr + H^2O$$

Mais de la théorie à la pratique, il y a une certaine distance à franchir. Lorsqu'on opère absolument à froid, sur une petite quantité, en versant peu à peu le

(1) Tous ces appareils, avec leurs derniers perfectionnements, se trouvent chez M. G. Berlemont, constructeur, rue Cujas, 11, à Paris.

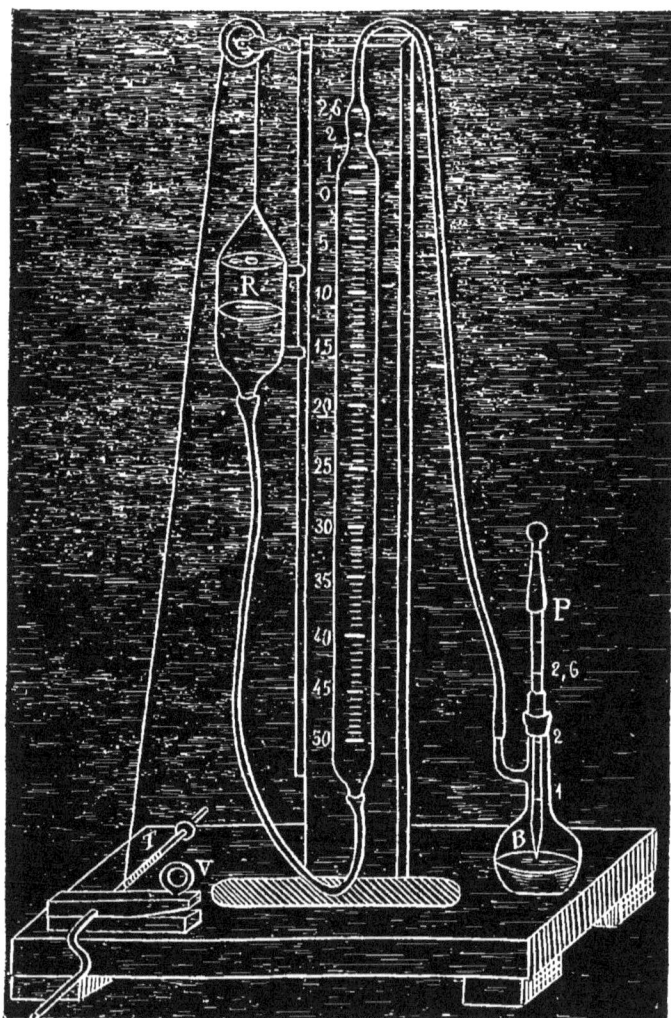

Fig. 2. — Uréomètre Blarez (grand modèle).

brome dans la lessive alcaline, on obtient bien de
l'hypobromite de soude suffisamment actif, à la condition de ne pas le laisser vieillir.

Si au contraire on prépare ce réactif sans précautions, et en assez grande quantité, sans refroidir, et si
on le laisse vieillir, on n'a plus dans le flacon qu'un
liquide portant le nom du réactif et qui est absolument
incapable de remplir, aux doses généralement pres-
crites, la décomposition de l'urée des urines que l'on
veut analyser.

Ces écueils, dans la préparation et la conservation
du réactif, sont choses connues, et tous ceux qui sont
obligés de faire un usage fréquent d'hypobromite de
soude, conseillent de le préparer extemporanément,
et en quantité juste nécessaire aux réactions d'une
journée. Ce sont donc des manipulations journalières
de *brome*, dont il faut mesurer de petits volumes avec
exactitude. Ces mesurages ne se font pas, dans la plupart des cas, sans que l'athmosphère des laboratoires
ne s'emplisse de vapeur de brome, dont l'incommo-
dité est très grande, et chose plus grave, dont l'inspi-
ration peut occasionner, chez certaines personnes
prédisposées, des accidents pulmonaires plus ou moins
graves. Nous ne voulons pas insister sur les dangers
qu'il pourrait y avoir à aspirer, sans de grandes précautions préalables du brome, au moyen d'une pipette
graduée, tout comme on le fait des solutions en général, pas plus que sur les dangers de brûlures, de la
peau ou des autres téguments, par ce liquide essentiellement caustique et corrosif.

C'est pour remédier à tous ces inconvénients que
nous avons fait établir dans le but de faire facilement

et rapidement de l'*hypobromite de soude*, sans être incommodé d'aucune sorte.

1º Un *flacon jaugé* en verre jaune et avec un bouchon de verre, portant un premier trait de jauge à 20 centimètres cubes, et un deuxième trait à 30 centimètres cubes, servant à préparer et à conserver le réactif (fig. 3).

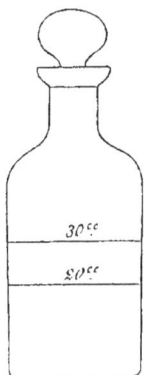

On verse jusqu'au premier trait 20 centimètres cubes d'eau distillée, et ensuite jusqu'au second trait, marqué 30 centimètres cubes, 10 centimètres cubes de lessive des savonniers, puis on mélange le tout.

Fig. 3.

2º Une petite *pipette-pompe* spéciale (fig. 4) analogue à celle qui nous sert dans notre appareil à urée, jaugée à 1 centimètre cube.

On commence par puiser avec cette pipette-pompe, dont on a bien mouillé le piston de deux à trois gouttes d'eau, puis ensuite on puise le brome, directement dans le flacon où il se trouve en réserve,

Fig. 4.

sous une couche d'eau, jusqu'à ce que ce liquide très dense et très coloré atteigne le trait de jauge.

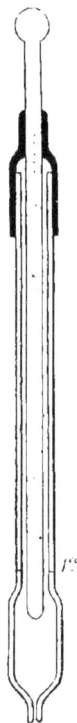

Le brome étant surmonté par une couche d'eau, il n'émet pas sensiblement de vapeurs, et il reste en sus-pension dans la pipette-pompe.

Lorsque le brome est mesuré, on transporte la pi-pette-pompe dans le flacon où se trouve le mélange d'eau et de lessive de soude, et en enfonçant le piston peu à peu, on fait tomber le brome quelques gouttes par quelques gouttes, en agitant chaque fois jusqu'à ce qu'il ait complètement disparu dans la liqueur alca-line.

L'hypobromite de soude préparé de la façon qui pré-cède, est donc composé de :

> Lessive de soude caustique...   10 cmc.
> Eau distillée...............   20   —
> Brome   1   —

Il possède une couleur jaune d'or foncé. Il se con-serve assez bien, tout au moins pendant quelques jours et il peut être employé immédiatement.

Il est utile de préparer cette liqueur d'après la for-mule indiquée ci-dessus, car la réussite du dosage dépend de la présence d'un excès d'hypobromite actif ; aussi, est-il bon, après chaque analyse, de vérifier si ce réactif s'est trouvé en quantité suffisante, en ver-sant dans le ballon à réaction, quelques gouttes d'uri-ne, qui doivent donner lieu à une effervescence.

Pour certains dosages spéciaux, il est nécessaire d'avoir un hypobromite de soude plus riche en brome, on l'obtient aisément en prenant deux ou trois me-sures de brome au lieu d'une seule.

4

3° *De la construction de l'appareil.* — Dans une série d'essais, faits avec un appareil à peu près analogue à celui représenté dans la figure 2, nous avons observé ceci : « A la température de 18° et à la pression de 760 millimètres, 10 centimètres cubes d'une solution d'urée (faite avec 1 gr. d'urée pure et sèche dans 100 cmc. d'eau distillée, c'est-à-dire une solution de 10 gr. par litre), mis en contact avec 20 centimètres cubes d'hypobromite de soude, dégageaient, lorsqu'on les agitait vivement dans un ballon analogue à celui de l'appareil, 38 cmc. 45 d'azote. »

Ces expériences nous ont permis de tenir le raisonnement suivant :

Puisque 38 centimètres cubes 45 d'azote sont dégagés par 10 centimètres cubes d'une solution contenant 10 grammes par litre d'urée, 1 centimètre cube d'azote sera dégagé par un volume 38,45 fois moindre, et 10 centimètres cubes par un volume 10 fois plus grand, c'est-à-dire :

$$\frac{10 \text{ cmc.} \times 10}{38 \text{ cmc. } 45} = 2 \text{ cmc. } 6.$$

Donc, toutes les fois qu'on traitera 2 cmc. 6 de solution d'urée à 1 p. 100, par une quantité suffisante d'hypobromite de soude, on obtiendra, dans un appareil analogue, 10 centimètres cubes d'azote.

Si, d'un autre côté, toutes choses étant comparables d'ailleurs, on traite 2 cmc. 6 d'une solution quelconque d'urée par une quantité suffisante d'hypobromite de soude ; le nombre de centimètres cubes d'azote dégagé, correspondra au nombre de grammes d'urée contenus dans un litre de cette solution.

Il est bien entendu, que ceci n'est exact qu'à la pression atmosphérique normale, et qu'à la température de 18°, température que l'on peut considérer comme étant sensiblement une moyenne, dans les salles d'hôpitaux.

Au reste, si l'on voulait avoir des chiffres plus exacts, on pourrait faire subir à ce poids la correction suivante, en remarquant que les poids de l'urée varient comme le volume d'un gaz.

$$P = \left(p \, (1 \pm \alpha \, x) \right) \times \frac{760}{h} = \left(p \pm p \, \alpha \, x \right) \times \frac{760}{h}$$

Ce qui veut dire que le poids réel P est égal au poids trouvé p, plus ou moins le produit du poids p par autant de fois 0,00366 (coefficient de dilatation des gaz), c'est-à-dire α, qu'il y a de degrés x entre 18° et la température ambiante. Cette somme étant multipliée par le rapport de la pression atmosphérique normale à la pression observée au moment de l'expérience, h.

Si t > 18 il faut le signe —
Si t < 18 il faut le signe +

Ces calculs peuvent être supprimés, si, à côté du dosage à effectuer, on fait une opération semblable avec une solution titrée d'urée à 1 p. 100. Cette solution se conserve assez longtemps, si on a la précaution de placer au fond du flacon quelques grammes de mercure. Le rapport inverse du volume trouvé dans ce second cas, au nombre de 10, multiplié par le volume trouvé dans la première analyse, donne très exactement le poids de l'urée contenue dans l'urine essayée.

Exemple : 2 cmc. 6 d'une urine donnant 18 cmc. 50 de gaz.

2 cmc. 6 d'une solution d'urée à 1 p. 100 donnant 9 cmc. 75 de gaz.

Le poids réel de l'urée contenu dans l'urine sera

$$\text{égal à 18 cmc. } 50 \times \frac{10}{9 \, \text{cmc. } 75} = 18 \, \text{gr. } 9.$$

Mais ces corrections sont inutiles dans la plupart des cas ; et pour des dosages cliniques, on peut parfaitement s'en passer.

Avant d'aller plus loin, faisons remarquer que les 38 cmc. 45 d'azote produits dans notre appareil avec 0 gr. 1 d'urée, à la température de 18° et à la pression de 760 millimètres, se réduisent à 35 cmc. 92 lorsqu'on effectue la correction de température. Théoriquement cette quantité d'urée devrait dégager dans les mêmes conditions 37 cmc. 3 de ce gaz. Mais, des travaux d'un grand nombre de chimistes, il résulte que l'hypobromite, en agissant sur l'urée, n'est capable de dégager à froid que les 0,92 centièmes de l'azote qui y est contenu. Les 0,92 de 37 cmc. 3 sont sensiblement égaux à 34 centimètres cubes. Dans notre appareil, ce nombre 34 est porté à 35 cmc. 92, et ce nombre est constant. A quoi cela tient-il ? Nous croyons que l'agitation est pour beaucoup dans l'accomplissement de la réaction et que, pouvant mieux agiter dans notre appareil que n'ont pu le faire les expérimentateurs dont nous avons parlé, il est tout naturel que nous ayons plus de gaz *azote* dégagé.

Cette considération, purement hypothétique, n'est

pour rien dans le fonctionnement de l'appareil, construit dans un but essentiellement pratique, et gradué
avec des solutions titrées d'urée et non par des procédés tirés de ce que la théorie paraît indiquer. La
prise d'urine y est telle, que le nombre de centimètres
cubes d'azote dégagé, représente le nombre de grammes d'urée contenue dans un litre d'urine.

4° *Marche à suivre pour effectuer une analyse.*

1° On monte l'appareil comme il est indiqué sur la
figure 1, en mettant en communication le ballon à réaction avec le système manométrique-mesureur, au
moyen du tube en caoutchouc qui reste fixé à ce dernier;

2° On remplit le manomètre-mesureur avec de l'eau
jusqu'à ce que le niveau de ce liquide atteigne un trait
supérieur indiqué en *i*, et situé dans la partie rétrécie
de ce tube gradué;

3° On introduit dans le ballon à réaction 10 centimètres cubes d'hypobromite alcalin, au moyen de la
mesure spéciale se trouvant pour cet usage dans le
nécessaire ou bien avec tout autre moyen.

4° On puise avec la pipette-pompe 2 cmc. 6 d'urine.
Il faut légèrement enduire le piston de cette pipette-
pompe avec un peu de suif ou de glycérine, ou simplement le mouiller avec de l'eau, ce qui suffit, et on se
sert de cet instrument comme d'une seringue, on s'ar-
rête lorsque le niveau de l'urine a atteint le trait marqué 2 cmc. 6;

4° On bouche le ballon à réaction avec la pipette-
pompe, laquelle est munie à cet effet d'un bouchon en
caoutchouc. Ce bouchage a pour effet de modifier
le niveau du liquide dans les deux branches du ma-

4.

nomètre. Pour rétablir ce niveau, il suffit de presser un peu fortement entre le pouce et l'index, le petit tube horizontal en caoutchouc indiqué par la lettre S, et qui contient une véritable petite soupape. C'est simplement un morceau de tube en caoutchouc fermé par un petit cylindre en verre. Lorsqu'on exerce une pression sur ce tube, sa section prend une forme elliptique et le cylindre en verre ne se modifiant pas, il en résulte un passage libre des deux côtés de ce cylindre. Le niveau s'établit alors immédiatement. Dans les appareils qui ne possèdent pas cette soupape, qui peut, lorsque le caoutchouc est vieux, occasionner des fuites, on peut avoir le niveau en ayant la précaution de verser l'eau jusqu'à 4 à 5 millimètres au-dessus du trait i et on bouche ensuite avec la pipette-pompe en l'enfonçant plus ou moins profondément jusqu'à ce que le niveau coïncide avec le trait i ;

6° On enfonce alors lentement le piston de la pipette-pompe de façon à faire tomber toute l'urine dans le ballon. On introduit ainsi un volume liquide de 2 cmc. 6, volume qui diminue d'autant la capacité du ballon à réaction, et qui occasionne une dépression équivalente dans le tube manométrique. Aussi, la graduation de ce dernier ne commence-t-elle pas au trait i mais bien, un peu plus bas, au trait *zéro*, et entre ces deux traits se trouve comprise une capacité de 2 cmc. 6. égale à celle du contenu de la pipette-pompe ;

7° On agite le ballon de la main droite, en le tenant par la partie supérieure du goulot, pour ne pas en échauffer le contenu, pendant que de la main gauche on serre la pince de Mohr, pour faire écouler l'eau du manomètre-mesureur, pendant que le gaz se dégage ;

8° Lorsque la réaction est terminée, c'est-à-dire lorsque le liquide cesse de descendre dans le gros tube du manomètre-mesureur, malgré l'agitation violente du ballon à réaction, on attend une minute, on établit avec soin le niveau dans les deux branches du manomètre-mesureur et on lit le volume gazeux à la partie inférieure du ménisque concave.

Ce *volume*, lu en centimètres cubes et fractions, exprime en *grammes* et fractions de gramme, le poids de l'*urée* pure et sèche contenue dans un *litre* de l'*urine* analysée.

La quantité d'urée étant en général au-dessous de 25 grammes par litre, notre appareil ne mesure que 25 centimètres cubes. Si, à la suite d'une expérience, le niveau du liquide était au-dessous du trait de 25 centimètres cubes, cela indiquerait que l'urine contiendrait plus de 25 grammes d'urée par litre, il faudrait alors avant de procéder à un nouvel essai, l'étendre avec son volume d'eau et doubler le résultat obtenu ; d'une façon générale, toute urine non sucrée dont la densité est supérieure à 1.025 doit être dédoublée.

Pour les urines albumineuses, il est de toute nécessité de les débarrasser de l'albumine qu'elles contiennent, avant de procéder au dosage de l'urée. On y parvient en ajoutant II à III gouttes d'acide azotique à 10 centimètres cubes d'urine, chauffant jusqu'à l'ébullition, laissant refroidir et filtrant. Ou bien encore ou défèque l'urine avec un dixième de sous-acétate de plomb liquide, on filtre, on opère sur 2 cmc. 6 et au résultat on ajoute le dixième du chiffre obtenu pour compenser la dilution.

CONSIDÉRATIONS GÉNÉRALES SUR L'URÉE, ET DE LA SIGNI-
FICATION DE SON EXISTENCE EN PLUS OU MOINS GRANDE
QUANTITÉ DANS L'URINE.

ORIGINE DE L'URÉE. — L'*urée* est le résultat ultime
et normal de la désagrégation, par voie d'hydrolysation
physiologique, des matières albuminoïdes, tant de
celles ingérées et assimilées, que, à défaut d'elles, des
substances appartenant et faisant partie intégrante de
l'organisme.

Ces modifications des albuminoïdes étant de deux
sortes, elles doivent avoir au moins deux origines distinctes.

A l'état normal, ce doit être dans le foie, cet organe
fonctionnel si important, que doit s'accomplir la majeure partie de ce que l'on peut appeler la fin de ces
destructions physiologiques des albuminoïdes ingérées.

Dans certains cas pathologiques, ces hydrolyses doivent surtout s'effectuer dans les cellules de l'organisme,
et au détriment des albuminoïdes, qui entrent dans
leur constitution. Dans la majorité des cas, l'*urée*
doit avoir une origine mixte, dont il est difficile d'établir nettement la ligne de démarcation exacte, démarcation qui, pourtant, doit être celle aussi de l'état
physiologique d'avec l'état *pathologique*.

DU TAUX DE L'URÉE DANS LES URINES. — Nous avons
indiqué en parlant de l'urine type normale, les quan-

tités d'*urée* qui doivent se trouver, à l'état physiologique, dans les urines de 24 heures d'un sujet donné, ou dans un litre de ses urines, étant donné leur densité. Nous n'avons pu envisager que ce qui pouvait concerner l'adulte, mais en faisant remarquer, que le régime alimentaire était à lui seul suffisant, pour expliquer certaines variations, et que lorsque ces données étaient fournies au chimiste, celui-ci devait en consigner les conséquences dans son bulletin d'analyse, sous la rubrique « observations ». Pour ce qui est de l'âge, voici en résumé ce qu'il en est :

Les enfants nourris à la mamelle, ou au biberon, et en bon état, excrètent moins d'*urée* que les adultes par kilogramme de poids. Lorsqu'ils sont sevrés et nourris au moyen d'une alimentation mixte, ordinairement celle donnée aux enfants de nos régions, et qui consiste en lait, féculents, œufs, liquides sucrés, consommés avec produits plus ou moins riches en gluten, on voit la proportion d'*urée* augmenter rapidement et devenir le double, et même plus, qu'à l'état adulte, proportionnellement au poids, bien entendu. A mesure que l'enfant grandit, cette proportion par kilogramme de poids diminue, et vers 16 à 22 ans, selon l'état de développement plus ou moins avancé du sujet, elle atteint le coefficient biologique que nous avons indiqué, c'est-à-dire 0 gr. 416 par kilogramme de poids actif. Lorsque le sujet arrive ensuite à la vieillesse, et que toutes les fonctions vitales s'atrophient, le coefficient uréique diminue graduellement.

De ce qui précède, il découle, que le seul fait pour un chimiste ou un médecin, de constater que dans une urine quelconque, il y a un grand excès ou une

grande diminution d'*urée*, ou que la teneur en *urée*
par litre est simplement normale, ne signifie rien par
lui-même, si on ignore quel est l'auteur de l'urine
analysée, et quelles sont les conditions de vie qui, depuis un certain temps, ont précédé l'émission de
l'urine analysée. Si on ne connaît pas la quantité
d'urine émise en 24 heures, pour y rapporter celle de
l'*urée*. Aussi est-il absolument nécessaire de bien
connaître les causes qui amènent ces variations dans
les urines normales, et à cet égard il y a encore beaucoup à faire.

Quoi qu'il en soit, dans la majorité des cas : le travail musculaire ; le travail cérébral ; la vie au grand
air ; le régime carné ; le régime chloruré ; le régime
ferrugineux, ont pour résultat une augmentation dans
le taux proportionnel de l'élaboration de l'*urée*. Les
maladies fébriles avec une élévation de température,
la péritonite, la pérityphlite, le diabète sucré, en tant
qu'états pathologiques, amènent également une augmentation dans l'élaboration de cette substance.

Par contre, le repos physique ou moral ; la vie sé-
dentaire ; le régime végétarien ; les antidéperditeurs :
spiritueux, café, thé ; les sédatifs bromurés et autres ;
les mercuriaux et beaucoup d'autres principes médicamenteux d'origine végétale, digitale, valériane, amènent une diminution dans son élaboration.

En outre, certains états pathologiques produisent le
même résultat, citons l'anémie sous ses différentes
manifestations ; l'hydropisie ; les affections cardiaques ;
la cirrhose du foie ; les affections chroniques et con-
somptives en général ; la tuberculose ; les maladies

ovariennes ; les ictères graves et les affections cancéreuses.

§ II. — DE L'ACIDE URIQUE.

L'*acide urique* a pour formule brute $C^5H^4A^4O^3$ et
son poids moléculaire est de 168. Il appartient, comme l'un des dérivés, à une famille de composés à
noyaux puriniques et que l'on nomme composés puriques ou corps xanthiques. Il n'a pas la constitution
générale des acides, cependant il se combine aux alcalis et aux bases métalliques pour former deux séries
de sels, les uns acides, les autres neutres. Mais on ne
peut faire néanmoins son dosage par les procédés
acidimétriques.

L'*acide urique* est fort peu soluble dans l'eau, il
est insoluble dans l'alcool ; les alcalis en excès le dissolvent en formant des urates neutres, les sels de
soude en général : le borate, le phosphate, l'acétate
facilitent sa dissolution ; les sels de lithium également,
et il en est de même de certains produits organiques :
la pipérazine, le lycétol, qui sont ses véritables dissolvants. Inversement les sels ammoniacaux en excès
l'insolubilisent d'une façon presque absolue.

Lorsque dans ses solutions chaudes, ou dans ses
solutions alcalines, on verse un petit excès d'acide
acétique, ou chlorhydrique, ou sulfurique, par refroidissement l'*acide urique* se dépose en prenant des
formes cristallines qui permettent de le caractériser.
Cette même substance, chauffée avec un peu d'acide
azotique, jusqu'à siccité, se décompose en laissant un

résidu rouge orangé, qui devient d'un violet magnifique au contact de l'ammoniaque par suite de formation de purpurate d'ammoniaque, c'est la réaction de la *murexide*, qui permet de reconnaître des traces d'acide urique.

Sous des influences des plus diverses, l'*acide urique* se décompose, et les oxydants, en particulier l'acide azotique dont nous venons de parler, l'oxyde puce de plomb, le permanganate de potasse agissent de même, mais tout en donnant des résultats différents quant aux produits obtenus.

Les différentes propriétés que nous venons de signaler, en les choisissant parmi toutes celles que possède ce corps, ont été utilisées, soit pour caractériser, soit pour doser l'*acide urique*.

DOSAGE DE L'ACIDE URIQUE. — Le nombre des procédés de dosage de l'*acide urique* qui a été indiqué, est considérable. Il est du reste de règle générale, que, lorsqu'il n'y a pas une excellente méthode, les mauvaises et les médiocres pullulent. Ayant fait de cette question une étude spéciale, nous allons nous borner à donner : 1° le procédé que nous utilisons dans notre laboratoire ; et nous ajouterons : 2° le procédé par précipitation au moyen du chlorhydrate d'ammoniaque que nous avons employé jadis, et qui avait été réglementé par Cazé, mais que nous avions légèrement modifié.

Enfin pour le dosage rapide des composés xanthoriques en bloc, nous donnerons le procédé mixte Haycraft-Denigès.

PROCÉDÉ BLAREZ-TOURROU. — Comme point de départ, nous nous sommes imposé :

1º De n'employer, le plus possible, que des réactifs usuels et non spéciaux ;

2º D'éviter les pertes de temps dans les filtrations, par conséquent d'obtenir des précipités aussi grenus que faire se pourrait ;

3º D'éviter tout calcul, en faisant des prises d'essai telles, que la solution titrante se trouve à lecture directe, ou tout au moins que la lecture n'ait besoin que d'être doublée.

Nous sommes parvenus à résoudre tous ces *desiderata* :

1º En précipitant l'acide urique de l'urine, à l'état d'*urate cuivreux*, par un mode spécial de précipitation.

2º En recueillant le précipité sur un filtre *plissé* et en lavant le précipité à l'eau.

3º En introduisant le filtre égoutté contenant l'urate cuivreux, avec de l'eau ordinaire sulfurique dans un ballon. L'acide sulfurique décompose l'urate cuivreux. Le cuivre se transforme presque immédiatement, surtout si on agite vivement, en *sulfate cuivrique*, le sulfate cuivreux n'ayant qu'une existence éphémère. L'acide urique naissant se dissout.

4º En dosant ce corps directement avec la solution décinormale de caméléon.

Voici comment nous procédons :

Nous prenons 37 centimètres cubes d'urine (la moitié de 74 centimètres cubes), que nous plaçons dans un matras de 250 centimètres cubes environ, nous y ajoutons 5 centimètres cubes de solution saturée à froid de carbonate de sodium.

D'autre part, dans une petite éprouvette graduée, nous mesurons 5 centimètres cubes de liqueur de Fehling ordinaire ou mieux 5 cmc. de liqueur cuprique titrée et 5 centimètres cubes de liqueur tartro-alcaline dont nous indiquons les formules à propos du dosage du glucose. Dans ce liquide, on verse peu à peu, en agitant, du bisulfite de potasse en solution. Il se forme d'abord un louche qui s'accentue rapidement; un précipité bleuâtre apparaît, il passe au vert, puis au jaune verdâtre, en ajoutant un peu de bisulfite, le précipité disparaît et le liquide devient *limpide* et *incolore*. Cette opération ne dure que quelques instants.

Cette liqueur cuivreuse est versée peu à peu dans l'urine, en agitant violemment. On voit apparaître un précipité qui, au bout de très peu de temps, se présente sous forme de petits grains nageant dans la liqueur. On achève de verser tout le réactif.

Pendant qu'on l'abandonne au repos, on dispose un petit filtre à plis serrés dans un bon entonnoir, et on verse peu à peu le liquide trouble, contenant le précipité d'urate cuivreux (les phosphates précipités ne gênent pas), la filtration se fait rapidement. Lorsque tout le liquide est égoutté, on remplit le filtre avec de l'eau ordinaire et on laisse de nouveau égoutter complètement. Cette opération est renouvelée trois ou quatre fois.

Dès que le filtre, après le dernier lavage, s'est vidé, on l'introduit encore humide dans un ballon, avec 150 centimètres cubes d'eau ; on agite très violemment, l'urate cuivreux se divise dans la masse. On verse 10 centimètres cubes d'acide sulfurique à 50 p. 100, on agite encore, et on observe que le liquide devient clair, quoique tenant en suspension des fragments de papier ; c'est qu'en effet le cuivre forme du sulfate cuivrique, tandis que l'acide urique, à l'état naissant, se dissout dans la liqueur. On attend cinq à six minutes pour permettre l'oxydation complète du cuivre, et on verse dans le ballon, au moyen d'une burette divisée en dixièmes de centimètre cube de la liqueur décinormale de caméléon ou permanganate de potassium (3 gr. 16 par litre) jusqu'à persistance de teinte rosée. L'opération se fait *très rapidement*, et, dans ce cas, le papier-filtre ne gène en rien.

Le nombre de dixièmes de centimètre cube de solution de caméléon employé, multiplié par deux, indique le nombre de centigrammes d'acide urique contenu dans un litre d'urine. Si on remplaçait la solution décime, par une solution demi-décime (1 gr. 58 par litre), on n'aurait pas besoin de multiplier par deux.

On peut, si on le désire, opérer sur 74 centimètres cubes d'urine ; il faut alors le double de liqueur de Fehling, et la solution titrante décinormale de caméléon est à lecture directe, mais il y a perte de temps, la filtration étant plus longue, et les résultats ne sont pas plus exacts.

Cette méthode, si elle présente de grands avantages au point de vue de la rapidité et de la commodité, offre les mêmes inconvénients que celle de Denigès. Les résultats sont un peu forts, si l'urine contient des bases sarciniques ou xanthiques en notable quantité.

Pourquoi faut-il prendre 74 centimètres cubes d'urine (ou la moitié, 37 centimètres cubes, en doublant le résultat trouvé) pour que la solution décime de caméléon soit à lecture directe ? En voici la raison : comme il a été établi qu'un centimètre cube de caméléon décime était décoloré par 0 gr. 0074 d'acide urique, si on fait une solution de cet acide à 1 gramme ou 100 centigrammes par litre, 74 centimètres cubes de cette dissolution renfermant 0 gr. 074 d'acide urique décoloreront exactement 10 centimètres cubes ou 100 dixièmes de centimètre cube de caméléon décime — puisque $10 \times 0{,}0074 = 0$ gr. 074 — et le nombre de dixièmes de centimètre cube (100) représente bien la quantité de centigrammes renfermés dans un litre de cette solution urique. Donc, si nous prenons 74 centimètres cubes d'une solution à titre quelconque d'acide urique, le nombre de dixièmes de centimètre cube de caméléon qui seront décolorés, représenteront toujours le nombre de centigrammes d'acide urique par litre de solution.

PROCÉDÉ CAZÉ MODIFIÉ. — Prendre comme dans la méthode précédente 37 centimètres cubes d'urine y compris les urates qui peuvent être déposés et placer l'urine dans un verre à précipiter. Ajouter 10 grammes de chlorhydrate d'ammoniaque pur en poudre, agiter au moyen d'un agitateur à bout un peu aplati pour faciliter, par écrasement, la dissolution du sel. Ajouter XX gouttes d'ammoniaque pure, et laisser en contact pendant une heure au moins, en mélangeant de temps en temps, pendant la première demi-heure.

On verse ensuite le contenu du verre sur un petit

filtre bien plissé (comme pour recueillir dans la méthode Blarez-Tourrou l'urate cuivreux) et lorsque le tout, liquide et dépôt, a passé sur le filtre, on laisse bien égoutter.

On prépare une solution avec acide chlorhydrique pur 1 centimètre cube, eau distillée 20 centimètres cubes, et en deux fois on lave le verre et le filtre avec cette solution, en utilisant la moitié chaque fois, et on ne verse la seconde moitié sur le filtre que quand tout le liquide du premier lavage s'est égoutté.

Lorsque le filtre est complètement vide, on l'introduit dans un vase à saturation d'un demi-litre, on verse environ 10 centimètres cubes d'eau distillée et 10 centimètres cubes de soude normale, on délaye le filtre qui se désagrège, et l'acide urique se dissout à l'état d'urate de soude.

On verse alors 100 centimètres cubes d'eau distillée, 5 à 6 grammes d'acide sulfurique pur, et avec une burette divisée en dixièmes de centimètres cubes, une solution déci-normale de caméléon jusqu'à teinte rosée persistante.

Le nombre de divisions multiplié par deux représente le nombre de centigrammes *d'acide urique* contenu dans un litre d'urine.

On peut comme dans le procédé Blarez-Tourrou, opérer sur 74 centimètres cubes d'urine, en doublant toutes les autres substances. Le dosage au caméléon est alors à lecture directe.

DOSAGE DES COMPOSÉS XANTHO-URIQUES

Ces corps peuvent se doser très rapidement et très exactement par le procédé mixte Haycraft-Denigès.

Cette méthode nécessite plusieurs solutions :

A. — Liqueur magnésienne argentique, composée de :

Chlorure d'ammonium............   150 gr.
Chlorure de magnésium...........   100 —
Ammoniaque. Q. S. P............ 1.000 cmc.

Après dissolution on mélange 1.000 centimètres cubes de cette liqueur à 1.000 centimètres cubes d'azotate d'argent décinormale.

B. — Solution de cyanure de potassium décinormale que l'on titre au moment du besoin.

C. — Solution d'azotate d'argent décinormale :

Azotate d'argent pur cristallisé . ..   17 gr.
Eau distillée q. s. p. . . . . . 1000 cmc.

Mode opératoire. — On prend 50 centimètres cubes d'urine, que l'on verse dans un verre à précipité dans lequel on a placé 12 cmc. 5 de solution A. On agite, on filtre sur un petit filtre plissé. On prélève 50 centimètres cubes du filtratum qui correspond à 40 centimètres cubes d'urine et à 10 centimètres cubes de solution A, lesquels renferment 5 centimètres cubes de solution d'azotate d'argent décinormale. On ajoute un petit cristal d'iodure de potassium. On verse alors 5 centimètres cubes de solution décinormale de cyanure, puis avec une burette graduée de l'azotate d'argent décinormale jusqu'à louche persistant. La quantité d'azotate d'argent décinormale employée, multipliée par 25 pour rapporter au litre, et ensuite par 0,0168, coefficient pour l'acide urique, donne la proportion de composés xantho-uriques par litre.

NOTA. — On doit vérifier le titre de la solution de cyanure. Exemple, supposons que 5 centimètres cubes de cyanure n'exigent que 4 cmc. 4 d'azotate d'argent. Comme dans les 50 centimètres cubes du filtratum, il a été employé, en réalité, 5 centimètres cubes d'azotate d'argent, les 5 centimètres cubes de cyanure, qui ne correspondent qu'à 4 cmc. 4 d'azotate d'argent, laissent disponible 5 cmc. — 4 cmc. 4 = 0 cmc. 6. Cette quantité qui préexiste dans le liquide (0 cmc. 6) doit être ajoutée à la quantité employée dans la dernière partie du titrage.

Ou peut encore dans un cas pareil, et ce qui est préférable, remplacer la quantité de 5 centimètres cubes de cyanure par le volume qui correspond exactement aux 5 centimètres cubes de solution argentique, quantité que l'on calcule pour le cas précité, en divisant 25 centimètres cubes par 4 cmc. 4 et ce qui donne 5 cmc. 68 ou en nombre rond 5 cmc. 7.

CONSIDÉRATIONS SUR L'ACIDE URIQUE ET SA SIGNIFICATION

L'*acide urique*, comme l'*urée*, est un produit provenant de la destruction physiologique des matières albuminoïdes et surtout de la destruction des nucléides, de celles contenues en particulier dans les leucocytes ou globules blancs.

Tout ce qu'on peut dire de positif, à cet égard, en mettant de côté toute hypothèse, c'est que ce produit n'est pas celui d'une destruction ultime puisque l'acide urique lui-même est dédoublable.

Dans l'*acide urique* le rapport du carbone à l'oxygène est de 1,35. Dans l'urée ce rapport n'est que de 0,75.

L'*acide urique*, toutes autres considérations étant réservées, est donc un produit moins riche en oxygène que l'urée, on peut admettre que l'*acide urique*, s'il provient des albuminoïdes, est un produit de destruction par oxydation moins avancée. L'urée elle, si l'oxygène qu'elle renferme servait à brûler tout le carbone dans des conditions extraphysiologiques, se réduirait en produits, sinon élémentaires, tout au moins fondamentaux ou primordiaux, CO. AH³. A. H. Tandis que pour l'*acide urique* une combustion dans son propre sein, et avec ses seules ressources constitutives, donnerait bien des produits d'oxydations, mais avec productions de nouvelles substances organiques qui ne seraient pas, elles, des substances primordiales.

C'est donc pour ainsi dire un vice, dans l'ordre normal de la désagrégation physiologique des albuminoïdes, qui occasionne la production d'*acide urique*, au lieu d'urée, et on serait tenté de supposer que cet empêchement, et les causes de cet empêchement doivent être d'ordre pathologique.

L'*acide urique*, corps incomplètement comburé physiologiquement, n'est pas du reste la seule substance qui, dans les urines, révèle la présence de ces produits incomplets de destruction par hydrolyse et oxydation internes, des substances albuminoïdes. Il y a même toute une série de corps, encore moins riches en oxygène par rapport au carbone, ces substances sont désignées sous le nom de *composés xantho-uriques*.

Comme l'*acide urique* ces corps dérivent du noyau purinique, mais leur origine dans l'urine ne doit pas être uniquement attribuée à la destruction des albu-minoïdes ou à celle des nucléides, une notable proportion, parfois la plus considérable, doit être attribuée au dédoublement de dérivés xanthiques, ingérés avec les aliments. On n'a qu'à se rappeler que la caféine et la théobromine, que l'on rencontre dans le thé, le café en particulier, et dans le cacao et le chocolat par conséquent ne sont autre chose que des dérivés méthylés de la xanthine. Nous estimons, personnellement, qu'il n'y a pas lieu, néanmoins, dans les interprétations des résultats, de séparer la petite proportion de ces substances qui sont entraînées dans le dosage de l'acide urique.

Du reste, la proportion de ces produits xantho-uriques est faible relativement à l'acide urique, un dixième environ au maximum à l'état normal, dixième qui vient compenser du reste les pertes inévitables et inhérentes à tous les procédés cliniques de dosage de l'acide urique.

Nous avons déjà indiqué, quelle proportion d'*acide urique* devait se rencontrer normalement dans une urine type normale, de densité déterminée, et en outre

5.

quelle quantité doit être excrétée par un kilo de poids actif, d'un sujet donné.

Dans le bas âge, la proportion d'*acide urique* est relativement faible. A l'état adulte, la production de ce corps, est augmentée par le régime carné, et diminuée par le régime végétarien, ou par l'abstinence.

Comme la solubilité de cette substance est très limitée, l'excrétion d'une quantité, qui excéderait cette solubilité, ne pourrait avoir lieu, et c'est alors qu'apparaissent les phénomènes pathologiques dus à une accumulation d'*acide urique* dans les humeurs. Il est des cas, notamment, où par suite de régimes spéciaux, institués parfois pour amener l'amaigrissement de certains sujets, privation de boisson avec exercices musculaires violents, marches prolongées, etc., la quantité d'urine émise en 24 heures diminue considérablement. Les éléments constitutifs très solubles : l'urée, les chlorures notamment, sont très bien éliminés, mais il n'en est pas de même de l'*acide urique* ; avec l'urine, il sort de l'organisme ce qui peut en sortir, mais pas au-delà de ce qui est physiquement possible, étant donné sa solubilité. Alors, au bout d'un certain temps, on voit apparaître des troubles uriques, douleurs de nature goutteuse, coliques néphrétiques. Les alcalins dans ce cas, en solubilisant l'acide urique de même que certains dissolvants spécifiques, dont nous avons déjà parlé, ont pour effet de permettre une élimination plus complète, les urates alcalins étant plus solubles, dans les liquides organiques et l'urine, que l'acide urique lui-même.

Dans *tous les cas*, la présence d'un excès d'*acide urique* dans une urine, à moins que le cas ne soit ab-

solument exceptionnel et passager, et attribuable au
régime fortement carné, ou à une alimention riche en
composés à noyaux puriques, ou à l'absorption de nucléines, doit être considéré comme un signe pathologique, ou tout au moins, comme un caractère diathésique important ; comme par exemple, dans l'arthritisme ou en même temps qu'un excès d'acidité (acide
lactique) dans les humeurs, la combustion des albuminoïdes est gênée ; comme dans l'insuffisance du foie,
ce qui empêche la destruction, par cet organe, des
composés puriniques par dislocation de leur noyau.
Ou bien encore, lorsque dans certaines maladies, ou
dans des cas de leucémie, il y a une destruction anormale et exagérée de globules blancs, et par conséquent des nucléines qu'ils renferment.

§ III. — DE L'AZOTE TOTAL ET DU RAPPORT

AZOTURIQUE.

Le *rapport azoturique*, qu'on a aussi appelé *coefficient d'utilisation azotée*, représente le quotient
de la division, de la quantité d'azote provenant uniquement de l'urée d'une urine, par l'azote total, c'est-à-
dire provenant non seulement de l'urée, mais encore
de l'acide urique, des autres composés xanthiques,
de l'acide hippurique, de la créatinine, etc., etc. Les
deux dosages d'azote étant faits sur une même urine
bien mélangée, en employant des volumes égaux pour
chaque opération.

Ce rapport peut donc s'écrire :

$$\frac{\text{Azote de l'urée}}{\text{Azote total}}$$

La détermination de ce rapport azoturique nécessite donc les deux opérations suivantes :

1° Le dosage exact de l'azote provenant uniquement de l'urée ou *azote uréique*.

2° Le dosage exact de l'*azote total*.

Ces deux dosages étant effectués sur un même volume d'urine, de 24 heures, bien mélangée.

Pour rendre le plus pratique possible, et en même temps le plus rapide, cette détermination assez délicate, et qui n'a de valeur, que quand elle est exactement établie, nous avons combiné le mode opératoire suivant.

DOSAGE DE L'AZOTE TOTAL. — On prend 2 cmc. 5 d'urine que l'on place dans un ballon à tubulure latérale, d'une capacité de 200 centimètres cubes environ, ce ballon qui servira par la suite de gazogène pour l'appareil gazométrique, est bouché à l'extrémité du col, puis il est placé presque horizontalement, mais avec toutefois une très légère inclinaison du col, de façon à ce que des gouttelettes de liquide projetées ou pouvant se condenser, aient tendance à revenir dans le ballon. On place ce ballon sur un assez grand morceau de fort carton d'amiante, percé d'un trou au centre, de 2 centimètres de diamètre.

On ajoute dans le ballon 1 centimètre cube de solution saturée d'oxalate neutre de potassium, et 2 cmc. 5 d'acide sulfurique pur. On chauffe alors au moyen d'un

petit brûleur Bunsen, dont l'extrémité de la flamme
atteint à peine le ballon, lequel doit être protégé des
courants d'air par un entourage en clinquant reposant
sur le carton d'amiante. Par l'action de la chaleur, au
bout de fort peu de temps, le liquide entre en ébullition, et se concentre, le mélange devient brun, mousse
de façon à occuper environ la moitié de la capacité du
ballon. Au bout de quelques minutes la mousse s'af-
faisse et l'eau finit de s'évaporer, elle sort par la tubulure supérieure. Lorsque le ballon s'est rempli de
vapeurs blanches denses et épaisses, et que celles-ci
commencent à sortir du ballon, on introduit dans la
tubulure supérieure un petit entonnoir en verre à
douille courte et taillée en biseau, pour retenir les
vapeurs d'acide sulfurique qui se condensent et retom-
bent dans le ballon. On règle le feu, de façon à obtenir
une légère ébullition, pendant au moins une heure.
Alors il ne reste plus dans le ballon qu'un centimètre
cube à 1 cmc. 5 d'un liquide blanc, que l'on laisse
refroidir et qui se prend en masse, il est constitué par
du sulfate de soude, du sulfate d'ammoniaque, avec un
peu d'acide sulfurique libre. On ajoute 5 centimètres
cubes d'eau distillée, on chauffe pour dissoudre et on
laisse refroidir.

Pour doser l'azote dans ce résidu, on commence par
neutraliser la solution, on projette dans le ballon lui-
même un petit morceau de papier de tournesol sensible
et goutte à goutte de la lessive de soude au demi. On
dispose alors ce ballon comme le montre la figure 5.
On remplace le bouchon du col, par un autre bouchon
en caoutchouc auquel est fixé un petit réservoir spécial
avec ouverture latérale près du bouchon, réservoir

dans lequel on verse 15 centimètres cubes d'hypobromite de soude spécial.

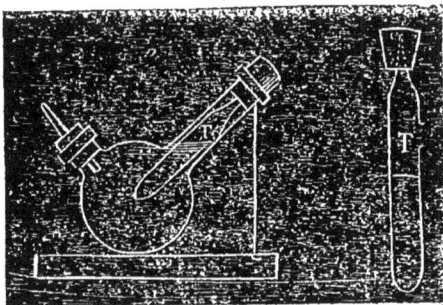

Fig. 5.

La tubulure du ballon est également bouchée avec
un bouchon en caoutchouc, portant un tube de verre
effilé. Le ballon est alors réuni par un bon tube en
caoutchouc au tube mesureur de l'appareil à urée
grand modèle (figure 2, page 58) on établit alors très
exactement le niveau du mercure après avoir plongé
pendant quelque temps le ballon dans un bain d'eau
froide. Ceci fait, en abaissant un peu le col du ballon
gazogène, on fait sortir l'hypobromite du réservoir. On
agite vivement, on plonge de nouveau le ballon dans
l'eau froide et on mesure le volume du *gaz dégagé*
soit V, en abaissant le réservoir mobile à mercure
jusqu'à ce que les niveaux soient sur le même plan
horizontal.

DOSAGE DE L'AZOTE URÉIQUE. — Pour avoir l'azote de
l'urée de 2 cmc. 5 de la même urine, on ne peut utiliser le nombre qui serait fourni par le dosage dit clini-

que de cette substance. Il faut plus de précision, c'est-à-dire qu'il faut écarter toutes les causes qui peuvent troubler ce dosage. On prend 10 centimètres cubes d'urine dans un tube gradué de 20 centimètres cubes, on y ajoute 1 centimètre cube d'acétate de plomb, puis on complète le volume de 20 centimètres cubes avec de l'eau sucrée à 5 p. 100. On mélange et on filtre sur un filtre sec. L'acétate neutre de plomb a eu pour effet de précipiter toutes les matières azotées de l'urine autres que l'urée, l'addition de sucre a pour résultat de permettre à l'hypobromite de soude de décomposer l'urée, en mettant en liberté non plus une partie seulement de son azote mais bien la totalité. On prélève donc 5 centimètres cubes du liquide filtré correspondant à 2 cmc. 5 d'urine, qu'on introduit dans le ballon gazogène de l'appareil et on fait dégager l'azote par l'action de l'hypobromite de soude spécial. On mesure le volume d'azote dégagé, soit V', comme on a mesuré l'azote total. Le Rapport azoturique est égal à $\dfrac{V'}{V}$.

L'hypobromite de soude qui doit servir à ces dosages doit être préparé peu de temps avant les expériences, en utilisant la formule suivante :

Brome..................	2 cmc.
Lessive des Savonniers...	10 cmc.
Eau....................	20 cmc.

et en suivant les observations formulées précédemment cette quantité sert, la moitié pour le dosage de l'urée ; l'autre moitié pour le dosage de l'azote total.

CONSIDÉRATIONS SUR LE RAPPORT AZOTURIQUE. — Le rapport azoturique, à l'état normal, est en moyenne de 0,88 à 0,90, c'est-à-dire que l'azote de l'urée atteint de 88 à 90 p. 100 de l'azote total. Mais, on ne saurait dissimuler que, même à l'état sain, ce rapport peut osciller dans une même journée, d'un jour à l'autre, avec le genre d'alimentation, l'activité ou le repos du sujet, dans d'énormes proportions de 80 à 98 p. 100.

Plus ce rapport est élevé, plus l'assimilation peut être considérée comme parfaite, plus est grande l'oxydation des albuminoïdes, et leur transformation en produit ultime azoté : l'urée.

Au contraire, plus ce rapport est faible, moins sont parfaits ces mêmes phénomènes d'oxydation, et d'autant plus grande devra être la quantité des produits azotés de l'urine, autres que l'urée : l'acide urique et autres composés xanthiques, la créatinine notamment.

On a cru devoir attacher à ce rapport azoturique une importance primordiale en urologie, nous ne voulons pas y contredire.

Toutefois, notre expérience nous permet d'affirmer plusieurs choses à son égard :

1° La détermination de ce rapport exige des opérations qui ne peuvent pas être considérées comme des opérations dites cliniques ;

2° Beaucoup de résultats, sur lesquels cependant on a édifié des théories, ont été obtenus par des méthodes manquant d'une précision suffisante ;

3° Lorsqu'on conduit une analyse d'urine avec soins et que l'on rencontre un rapport azoturique supérieur à 90 p. 100, on constate parallèlement que le rapport de l'acide urique à l'urée, au lieu d'être 1/40 est diminué et qu'il devient $1/(40 + n)$;

4° Si le rapport azoturique est au-dessous de 85 p. 100, c'est l'inverse, il y a excès d'acide urique par rapport à l'urée, et le rapport de ces deux principes dépasse 1/40, il devient $1/(40 - n)$;

5° Lorsque l'on établit ce parallélisme, non plus avec l'acide urique et l'urée, mais avec les composés xantho-uriques, dosés en bloc, et l'urée, on trouve des différences de même nature ;

6° Enfin, à défaut d'avoir le coefficient azoturique, dans un bulletin d'analyse, on peut tirer du rapport de l'acide urique à l'urée, ou des composés xantho-uriques à l'urée, des renseignements de même ordre et de même importance.

§ IV. — DE L'AMMONIAQUÉ PRÉFORMÉE DE L'URINE.

L'urée ou diamide carbonique, sous diverses influences hydrolysantes se transforme, plus ou moins rapidement, en carbonate d'ammoniaque. Ce phénomène s'accomplit, soit dans la vessie, soit en dehors cet organe. Mais, ce n'est pas là, la seule cause qui fait que des urines peuvent être ammoniacales, le foie peut, lui aussi, engendrer ou empêcher la transformation des composés ammoniacaux, qui circulent en nature dans le sang, et qui traversant le rein peuvent être rejetés en nature par les urines. Bref, toutes les urines, renferment des sels ammoniacaux en nature, et certains cliniciens attachent de l'importance aux quantités d'ammoniaque ainsi excrétées.

On a trouvé qu'à l'état normal, et pendant 24 heures, un adulte excrétait par ses urines de 0 gr, 40 à 0 gr. 60 d'ammoniaque, que ces quantités augmentaient par le régime carné, ou par l'ingestion des composés ammoniacaux, qu'elles diminuaient dans le régime végétarien.

Il y a toutefois lieu de faire remarquer que les dosages de l'ammoniaque dans les urines, ont jusqu'ici été des moins précis, et en outre des moins *cliniques*, voulant dire par ce dernier mot, que la méthode soit commode et prompte. En effet, la distillation d'un liquide aussi complexe que l'urine avec des alcalis, même quand on emploie la magnésie, ne se fait pas sans que l'urée ou les autres composés azotés, qui sont tous des corps amidés, soient altérés et puissent fournir de l'ammoniaque ou des amines volatiles ; or, les vapeurs alcalines sont reçues dans une solution titrée acide, et l'ammoniaque est déduite de la quantité d'acide qui a été saturée.

Une autre méthode plus précise, consiste à faire cette distillation dans le vide, de façon à ce que la température d'ébullition de l'urine ne dépasse pas 40°.

Inutile d'insister pour dire que tous ces résultats sont entachés d'erreurs. Toutefois, en opérant dans des conditions bien déterminées et toujours identiques, on peut faire que l'erreur soit constante, et par conséquent susceptible d'intervenir dans l'interprétation des résultats ; ceci résulte de ce fait, que, lorsqu'on distille un mélange d'urée et de sels ammoniacaux

rendus alcalins, les sels ammoniacaux sont intégralement éliminés, dans un temps plus ou moins long,
tandis que l'urée est décomposée régulièrement et en
fonction de la durée de l'opération et que lentement et d'une façon continue elle dégage de l'ammoniaque.

Ceci dit, rappelons la méthode préconisée par
Folin :

1° Dans un appareil distillatoire muni d'un défleg-
mateur (appareil Aubin par exemple), on distille un
mélange de 440 centimètres cubes d'eau distillée,
2 grammes de magnésie calcinée et 10 centimètres
cubes d'urine, on maintient l'ébullition pendant 45
minutes et le produit distillé est recueilli dans un vase
contenant déjà 10 centimètres cubes d'acide oxalique
décinormal. On éteint le feu, et on évalue par une
opération alcalimétrique (méthode par reste) avec l'indicateur tournesol, le nombre de centimètres cubes
d'acide décinormal n neutralisé (1).

2° On verse dans le ballon, le même volume d'eau
distillée que celui qui a passé à la distillation, pendant
les 45 premières minutes, et on chauffe à nouveau en
faisant bouillir pendant 45 minutes ; le liquide distillé
est recueilli dans un nouveau vase renfermant 10 nouveaux centimètres cubes de solution décinormale d'a-
cide oxalique.

On refait une nouvelle détermination alcalimétrique et on constate qu'il y a eu n' d'acide neutralisé. Or
ceux-ci l'ont été, uniquement, par l'ammoniaque en-
gendrée par l'action de la magnésie à chaud sur l'urée ;

(1) Voir alcalinité des urines, chapitre VI, § IV.

et c'est ce qui indique l'erreur de la première opération et son importance, puisque la première et la seconde opération ont duré l'une et l'autre 45 minutes. Alors, on en conclut que : l'ammoniaque préexistant dans un litre de l'urine analysée, et qui a été intégralement distillée dans la première opération, doit être égale à :

$$n - n' \times 100 \times 0.0017.$$

Ce procédé est rationnel, il est considéré comme plus exact que les autres.

Nous arrivons très rapidement, à des résultats, non pas aussi exacts, mais bien suffisants pour les besoins cliniques, en opérant de la façon suivante :

On prend 1 cmc. 1 d'urine déféquée avec son dixième de sous-acétate de plomb, représentant 1 centimètre cube d'urine, on l'étend avec 49 centimètres cubes d'eau distillée. 20 centimètres cubes de cette urine diluée au cinquantième sont versés dans un tube à essais et additionnés de 1 centimètre cube de réactif de Nessler. Suivant que l'urine renferme des traces d'ammoniaque ou bien une quantité appréciable, ou une quantité relativement forte, le mélange prend une coloration jaune paille, ou jaune orangé plus ou moins foncé. En opérant rapidement, on peut effectuer un dosage colorimétrique, en s'aidant d'une solution étalon de chlorhydrate d'ammoniaque renfermant 0 gr. 30 d'ammoniaque par litre, et qu'au moment du besoin on étend au cinquantième avec de l'eau distillée. On en traite 20 centimètres cubes par 1 centimètre cube de Nessler.

Les résultats ainsi obtenus, sont souvent bien suffisants pour les besoins cliniques, mais il faut être assez exercé pour pouvoir opérer rapidement, car au bout de peu de temps, le liquide se trouble même quand il y a peu, très peu d'ammoniaque, et les comparaisons colorimétriques ne sont plus faciles. Les urines sucrées, ou riches en principes réducteurs, ne se prêtent pas bien à ce mode d'investigation, car le Nessler est réduit, le liquide devient jaune trouble, puis brun et gris noirâtre, même quand il n'y a pas d'ammoniaque. L'urée ne se colore pas par le réactif de Nessler. L'acide urique, la créatinine et divers autres principes azotés et pigments colorés, qui pourraient gêner, sont precipités par le sous-acétate de plomb et ne se retrouvent plus dans les urines déféquées et filtrées.

CHAPITRE V

Dosage des principes constituants minéraux de l'urine et signification des résultats obtenus.

DES CHLORURES URINAIRES

Les *chlorures urinaires* étant constitués presque uniquement par du chlorure de sodium, NaCl, dont le poids moléculaire est 58,5, c'est en ce sel que l'on exprime les résultats.

DOSAGE. — *Premier procédé*. — Le principe de la méthode est le suivant : lorsque dans une solution neutre de *chlorure de sodium*, additionnée d'un peu de chromate jaune de potasse, on verse une solution d'azotate d'argent, peu à peu tout le *chlore* donne avec l'argent du chlorure d'argent insoluble en même temps qu'il se fait de l'azotate de sodium :

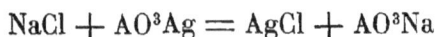

$$NaCl + AO^3Ag = AgCl + AO^3Na$$

Lorsque tout le *chlore* a été précipité, le plus léger excès d'azotate d'argent donne un précipité de chro-

mate d'argent, rouge brique foncé, qui indique nettement la fin de la réaction.

Dans l'urine, la nature alcaline ou acide de ce liquide, les matières colorantes ou extractives appor-
tent une légère perturbation dans l'exactitude de ces
réactions, la présence d'une plus ou moins grande
quantité d'extrait sec retarde tout particulièrement la
perception nette de la coloration rouge indicatrice,
mais l'expérience a démontré, qu'en faisant usage
d'une correction appropriée, et en mettant le milieu
dans de bonnes conditions, on obtenait des résultats
exacts.

Voici le mode opératoire que nous recomman-
dons :

1° Prendre 5 cmc. 85 (5,85 étant le dixième du
poids moléculaire du chlorure de sodium) d'urine, et
les verser dans un vase à saturation avec 25 centimètres cubes d'eau distillée, ajouter 11 gouttes d'acide
azotique, remuer, s'assurer que la liqueur est acide,
sinon mettre quelques gouttes de plus. Ensuite laisser
tomber dans le vase à saturation une bonne pincée de
carbonate de chaux pur en poudre et V à VI gouttes
de solution de chromate jaune de potassium à 10 p. 100.

2° Lorsque toute effervescence est achevée et que
l'acide azotique a été neutralisé, on verse avec une
burette graduée divisée en dixièmes de centimètres
cubes de la solution *décinormale d'azotate d'argent* :

Azotate d'argent pur cristallisé et sec...   17 grammes,
Eau distillée Q. S. P. ....   1.000 cmc.

On remue tout le temps, jusqu'à apparition de la teinte rougeâtre, persistante, indiquant la fin de la précipitation du *chlore*. Du volume de liqueur d'argent employé, qui représente par lecture directe le poids de *chlorure de sodium* par litre, on retranche, suivant la densité de l'urine, le nombre de décigrammes suivant :

$$D = 1,005 - 0 \text{ gr. } 1 \qquad D = 1,025 - 0 \text{ gr. } 5$$
$$1,010 - 0 \text{ gr. } 2 \qquad 1,030 - 0 \text{ gr. } 6$$
$$1,015 - 0 \text{ gr. } 3 \qquad 1,035 - 0 \text{ gr. } 7$$
$$1,020 - 0 \text{ gr. } 4 \qquad 1,040 - 0 \text{ gr. } 8$$

Si au lieu d'opérer comme nous venons de l'indiquer, par lecture directe, on veut opérer sur 10 centimètres cubes d'urine, on procède de même, on multiplie le volume de solution argentique employé par 0,585, et ensuite on fait la correction relative à la densité de l'urine, en retranchant le nombre de décigrammes qui convient.

Deuxième procédé. — Il est des cas où pour une raison quelconque le dosage se fait mal, on n'aperçoit pas nettement la fin de la réaction, on peut alors procéder par la méthode au sulfocyanate de potassium en opérant sur 5 cmc. 85 d'urine que l'on additionne de 15 centimètres cubes de solution décinormale d'azotate d'argent, on ajoute 3 centimètres cubes de solution saturée d'alun de fer et 3 centimètres cubes d'acide azotique pur, enfin 5 centimètres cubes environ d'eau.

Ce mélange fait, on verse, au moyen d'une burette graduée, une solution décinormale, de sulfocyanate de potassium (à 6 gr. 70 pour 1.000 cmc.) jusqu'à apparition d'une teinte rose persistante. Si N représente le volume de solution de sulfocyanate employé 15 — N = chlorure de sodium en grammes par litre la solution titrante doit correspondre, volume à volume, à la solution argentique.

CONSIDÉRATIONS SUR LES CHLORURES URINAIRES
ET SIGNIFICATION

Lorsque dans un liquide se trouvent plusieurs acides et plusieurs bases formant des produits solubles, il n'est pas possible de dire avec certitude que tel acide est combiné à tel métal et tel autre avec tel autre métal. Bref, le *chlore* normal qui existe dans les urines est combiné probablement, avec tous les métaux, sodium, potassium, calcium et magnésium, qui s'y trouvent également. Toutefois, le *chlore* en tant qu'élément *électro-négatif*, et le sodium en tant qu'élément *électro-positif*, étant les dominants, on a l'habitude de représenter la teneur des urines en chlore en l'exprimant en *chlorure de sodium* NaCl.

Il est assez curieux, de rencontrer dans les différentes urines de personnes saines, des proportions de *chlorures* constantes, tant pour les urines de 24 heures, que relativement au poids actif du sujet. En effet, les *chlorures* existent dans le sang et les humeurs, dans des proportions bien définies et contribuent pour la plus grande partie à donner à ces liquides leurs propriétés osmotiques physiologiques.

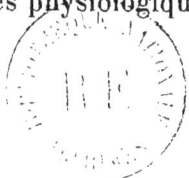

6

Ce n'est donc en principe que les *chlorures* ingérés, avec les aliments solides ou liquides, qui traversent l'organisme et sont rejetés par les urines. C'est donc le besoin qu'a l'homme de faire pour ainsi dire un usage automatique de sel marin, qui fait que la quantité ingérée et par suite rendue dans les 24 heures est aussi constante qu'elle l'est.

Il y a toutefois lieu de tenir compte des exceptions, et avant d'imputer une cause pathologique à la pauvreté d'une urine en *chlorures*, il faut s'assurer, si le sujet n'éloigne pas le plus possible, par goût, par principe, ou par nécessité, le sel de ses aliments, il faut aussi tenir compte de ce que le régime lacté abaisse le taux des *chlorures* dans les urines.

D'un autre côté, une alimentation très salée, l'usage d'eaux minérales chlorurées sodiques élèvent le taux des *chlorures*.

Dans la diète, au cours des maladies fébriles, dans lesquelles les boissons salées, telles que les bouillons, ne sont pas administrées, on voit peu à peu la teneur des *chlorures* s'abaisser, et se maintenir aux environs de 2 grammes en 24 heures, dans la fièvre typhoïde notamment, dans la pneumonie et dans d'autres affections aiguës. Si cette quantité de 2 grammes en 24 heures baisse encore, il y a lieu d'attirer l'attention sur cette *hypochlorurie*, et lorsqu'on ne constate plus du tout de *chlorures*, ce qui est *l'achlorurie*, on peut considérer le cas comme très grave, et comme l'indice presque certain d'une mort à bref délai. Il en est de même, lorsque après une intervention chirurgicale *l'hypochlorurie* exagérée ou *l'achlorurie* se révèle.

Dans le cas ou les *chlorures* dépassent la normale, que le rapport à l'urée est par conséquent supérieur à 40 p. 100, il y a manifestement *hyperchlorurie*, et si la cause n'en est pas alimentaire, et si le sujet présente en même temps de l'*hyperphosphaturie*, cela dénote une déminéralisation manifeste, déminéralisation qui précède souvent les débuts d'une tuberculose.

§ II. — DES PHOSPHATES URINAIRES.

L'acide phosphorique PO^4H^3, est un acide tout particulier, il est tribasique, forme des sels acides ou monométalliques, des sels bimétalliques, des sels trimétalliques. Dans les urines, l'acide phosphorique est combiné à la soude, à la potasse, à la chaux et à la magnésie.

Dans l'incertitude où on se trouve, de déterminer la nature des phosphates dans l'urine, on a l'habitude d'exprimer les résultats en *anhydride phosphorique* P^2O^5, ce qui ne préjuge rien ; mais on ne doit pas oublier que l'anhydride phosphorique, n'existe pas en nature dans les urines, qu'il ne peut pas s'y rencontrer, qu'il est toujours à l'état de combinaison.

Le dosage des *phosphates* peut se faire par la méthode des pesées, en précipitant l'acide *phosphorique* à l'état de phosphate ammoniaco-magnésien, qu'ultérieurement on calcine pour le transformer en pyrophosphate de magnésie ; mais dans les urines, on peut faire ce dosage avec une exactitude suffisante par un procédé volumétrique, et le plus utilisé est celui qui consiste à précipiter ce corps à l'état de *phosphate d'uranyle*, au moyen d'une solution titrée d'azotate d'uranyle (azotate d'urane). La fin de la réaction est indiquée soit par le virage au vert de la couleur rouge de la cochenille, soit par la production d'une coloration rouge avec le ferrocyanure de potassium.

Voici les deux modes opératoires que nous utilisons, l'un servant de contrôle à l'autre :

Les solutions nécessaires pour faire ces dosages sont les suivantes :

A. Solution d'urane.. $\left\{\begin{array}{ll}\text{azotate d'urane crist pur.} & \text{40 gr.} \\ \text{acétate de soude pur . .} & \text{10 —} \\ \text{eau distillée Q. S. P.. .} & \text{1.000 cc.}\end{array}\right.$

B. Solution acéto acétique $\left\{\begin{array}{ll}\text{acétate de soude crist.} & \text{10 gr.} \\ \text{acide acétique . . . .} & \text{5 gr.} \\ \text{eau distillée Q. S. P.} & \text{100 cc.}\end{array}\right.$

C. Solution titrée de biphosphate d'ammonium pur à 0 gr. 09 pour cent, ce qui correspond à 0 gr. 200 de P^2O^5.

D. De la teinture de cochenille obtenue en laissant macérer dans 100 centimètres cubes d'alcool à 60°, 2 grammes de cochenille concassée.

E. Solution de ferrocyanure de potassium à 10 pour cent.

La solution uranique doit être titrée, c'est-à-dire que l'on doit rechercher la quantité de P^2O^5 précipitée par 1 centimètre cube.

On opère alors deux dosages successifs, comme nous allons l'indiquer ci-dessous pour l'urine, en prenant chaque fois 25 centimètres cubes de solution titrée de biphosphate d'ammonium. Ces 25 centimètres cubes renferment 0 gr. 050 de P^2O^5 ; s'il faut, par exemple, comme moyenne des deux opérations 10 centimètres cubes, on dit que le litre de la liqueur uranique est de 0 gr. 005 de P^2O^5 par centimètre cube, ce titre est inscrit sur le flacon qui contient la solution uranique. S'il n'en avait été employé que 9 centimètres cubes, le titre aurait été 0 gr. 050 : 9 centimètres cubes $= 0$ gr. 0055.

Voici maintenant le mode opératoire pour effectuer le dosage dans l'urine : 1° en se servant de l'indicateur cochenille ; 2° en se servant de ferrocyanure de potassium comme indicateur.

1° On place 20 centimètres cubes d'urine dans une capsule en porcelaine. on ajoute 2 centimètres cubes de solution acéto-acétique. On porte à l'ébullition et on ajoute 1 centimètre cube de teinture de cochenille. On enlève la source de chaleur et on verse alors goutte à goutte, au moyen d'une burette graduée, la liqueur d'urane, jusqu'à ce que la coloration de la cochenille vire au vert (indice de la fin de la réaction). Le nombre de cmc. de liqueur employée $\times$ 50 pour ramener au litre, puis par son titre donne le poids de P^2O^5 contenu dans un litre d'urine.

2° On peut reconnaître la fin de la réaction au moyen du ferrocyanure de potassium (solution E).

On commence l'opération comme il est dit ci-dessus, sans ajouter de teinture de cochenille.

On place sur une feuille de papier blanc écolier, une série de gouttelettes de solution de ferrocyanure de potassium. Lorsqu'on a versé une quantité de li-

queur d'urane, voisine mais inférieure à celle utilisée
dans la première opération, celle faite en présence de
cochenille, on porte au moyen d'une baguette de verre,
une goutte du liquide de la capsule en contact avec
une des gouttes de ferrocyanure placée sur le papier
blanc. Tant qu'il n'y a pas un petit excès de liqueur
uranique, il ne se produit aucun phénomène appréciable au contact des deux liquides ; dans ce cas, on
verse dans la capsule une ou deux gouttes de solution
uranique, on mélange et on recommence l'essai avec
une nouvelle goutte de ferrocyanure. On agit ainsi
jusqu'à ce que au contact des deux liquides, il se pro-
duise une légère coloration brunâtre, ce qui est l'indice
de la complète précipitation de l'acide phosphorique
par l'urane. On calcule comme dans la première opération.

CONSIDÉRATIONS SUR LES PHOSPHATES URINAIRES
ET LEUR SIGNIFICATION.

Comme nous l'avons dit, les *phosphates alcalins*,
les *phosphates mono* ou *bicalciques*, *mono* ou *bi-
magnésiens*, sont les *phosphates* qui normalement
se rencontrent dans les urines et que dans l'indécision
on exprime en *anhydride phosphorique* P^2O^5.

Dans la généralité des cas, les deux tiers de l'*acide
phosphorique* sont combinés aux *alcalis* et un tiers
aux *alcalino-terreux*.

Les *phosphates* sont introduits dans l'organisme avec les aliments, mais leur quantité ne peut varier selon le goût de chacun, comme cela se produit pour le chlorure de sodium. D'un autre côté, le *phosphore* fait partie intégrante de certains tissus de l'organisme, du tissu nerveux et la désorganisation de ces tissus a pour effet de rejeter le *phosphore* à l'état de *phosphates*.

L'élimination de l'*acide phosphorique*, dans le premier âge est plus élevée que par la suite, il diminue graduellement, reste stationnaire de 20 à 55 ans, puis diminue encore à mesure que l'âge augmente.

Du reste, les variations physiologiques de l'*acide phosphorique* dans les urines, correspondent à celles de l'urée, de telle sorte que dans une urine normale, et à tous les âges, le rapport $\dfrac{\text{acide phosphorique}}{\text{urée}}$ qui oscille de $\dfrac{1}{8,5}$ à $\dfrac{1}{10}$, ce qui fait de 11,7 à 10 p. 100, reste constant.

Lorsque ce rapport est dépassé, il y a *hyperphosphaturie* ou *phosphaturie* tout simplement ; celle-ci peut être due à une médication phosphatée ; à une absorption de substances alimentaires riches en lécithine (jaune d'œuf), ou en nucléine. L'alimentation fortement carnée tend également à augmenter le taux de l'*acide phosphorique* urinaire, mais elle augmente aussi et proportionnellement le taux de l'urée.

Lorsque cette *phosphaturie* n'est pas expliquée par ce que nous venons de relater, il s'agit d'une *phosphaturie* d'ordre pathologique.

La *phosphaturie* peut se produire à tout âge, et

elle est souvent concomitante avec une dégénérescence de l'organisme ; il existe en effet, un état pathologique, que l'on désigne sous le nom de *diabète phos-
phatique*.

La déperdition des *phosphates* est très manifeste
au début de la tuberculose, en même temps qu'il y a
hyperchlorurie. Il en est de même dans l'ostéoma-
lacie, la méningite, et souvent aussi dans le rhumatisme
chronique.

Il peut y avoir aussi des cas d'*hypophosphaturie*.

Le régime alcalin, l'abus du bicarbonate de soude,
ou des régimes d'eaux minérales alcalines, des fruits
à sels organiques se transformant dans l'organisme
en sels alcalins, facilitent le départ des *phosphates*
et peut détruire l'équilibre qui doit exister dans l'organisme ; il résulte de ce fait, une modification du tissu osseux, souvent préjudiciable. Chez les vieillards,
l'alcalinité plus accentuée des milieux organiques,
arrive à provoquer les mêmes effets. On a rapporté
que certaines atrophies du foie, certaines néphrites,
certains accès de goutte, coïncidaient avec une diminution notable des *phosphates*, ainsi que dans beaucoup d'autres cas pathologiques chroniques et aigus
que nous ne voulons pas énumérer parce que nous
n'avons pu vérifier le fait assez nettement.

§ III. -- Des sulfates et du soufre urinaires.

Le *soufre* existe dans l'urine à trois états distincts :

1° A l'état d'*acide sulfurique* combiné aux *alcalis* ou *alcalino-terreux* ;

2° A l'état de *dérivés sulfonés* des phénols ;

3° A l'état plus complexe de *soufre* faisant partie intégrante des molécules organiques.

Le dosage de l'*acide sulfurique* dans les urines, ne s'effectue généralement pas dans les analyses ordinaires, parce qu'il ne présente pas une très grande utilité. L'*acide sulfurique*, en effet, est toujours en rapport direct avec l'urée, et il provient comme cette dernière de la destruction des principes albuminoïdes qui donnent pour 100 parties d'albumine sèche.

Urée......................	39,00
Acide carbonique...........	165,40
Eau......................	41,40
Acide sulfurique SO^4H^2......	4,50
Total..................	250,30

Il a donc fallu une absorption de 150,3 parties d'oxygène, et cette véritable combustion a produit un grand développement de calorique.

La proportion pour cent d'*acide sulfurique* à l'urée est donc de $\dfrac{4,5}{39} \times 100 = 11,54$ pour cent. très approximativement un peu plus du dixième. Mais l'absorption d'eaux sulfatées, de sulfates, de soufre, de vins plâtrés ou sulfités, tend à augmenter la teneur des urines en *acide sulfurique*, et à augmenter cette proportion de 11,54 p. 100 par rapport à l'urée.

Dans les urines normales de 24 heures la quantité d'*acide sulfurique* SO^4H^2 par litre est très sensiblement égale, au dixième de l'excès du poids en grammes d'un litre d'urine, sur le nombre 1.000.

Il doit exister de plus, très peu de différence, entre les nombres qui dans une même urine normale représentent les phosphates en P^2O^5 et les sulfates en SO^4H^2.

L'*acide sulfurique* peut se doser dans les urines par méthode volumétrique, ou par méthode pondérale. Ces dosages sont délicats, si on ne veut pas compter comme *acide sulfurique*, une partie du *soufre*, qui se trouve dans l'urine à un autre état.

Nous allons d'abord indiquer la méthode volumétrique que nous employons, et nous donnerons ensuite notre méthode, pour doser séparément et successivement, l'*acide sulfurique* des *sulfates*, le *soufre* des *sulfoconjugués* et le *soufre organique*.

DOSAGE VOLUMÉTRIQUE DES SULFATES

On prépare une solution titrante avec :

Chlorure de Baryum pur cristallisé.   24 gr. 866
Eau distillée pour faire dissoudre..   800 cmc.

On ajoute ensuite :

Acide chlorhydrique.............   70 gr.
Eau distillée Q. S. P............   1.000 cmc. à + 15°

Cette liqueur est calculée pour que 1 centimètre cube, versé dans 10 centimètres cubes d'urine, précipite à l'état de sulfate de baryum insoluble, 0 gr. 01 de SO⁴H², soit 1 gramme par litre.

Pour procéder au dosage on opère ainsi :

L'on place 10 centimètres cubes d'urine dans un tube à essais, on ajoute un nombre de 1/10 de centimètre cube de liqueur barytique, égal à l'excès de densité de l'urine sur 1.000, on mélange bien, on chauffe très légèrement et on filtre.

Le liquide filtré est partagé en deux tubes, dans l'un, on ajoute quelques gouttes de liqueur barytique, et dans l'autre, un peu d'urine limpide, ou mieux quelques gouttes d'acide sulfurique très dilué.

Trois cas peuvent se produire :

1° Les deux tubes restent limpides, alors la précipitation a été complète du premier coup, c'est-à-dire que dans le liquide filtré, il n'y a ni acide sulfurique, ni sels de baryum ; tout l'acide sulfurique et tout le baryum sont restés sur le filtre, insolubilisés. Si par exemple, il a été versé 1 cmc. 9 de liqueur barytique, on dira que l'urine renferme 1 gr. 90 d'acide sulfurique par litre.

Il arrive toutefois, qu'avec certaines urines, lorsque la quantité de liqueur titrante a été ajoutée en quantité juste suffisante, que le liquide filtré très limpide, louchit légèrement, tant par addition de liqueur barytique que par celle d'acide sulfurique dilué. C'est ce qu'on appelle le *point limite de Mülder*.

2º Le tube dans lequel on verse l'urine ou l'acide sulfurique dilué reste limpide, tandis que celui dans lequel on verse la liqueur barytique se trouble et précipite, cela montre qu'il n'a pas été assez versé de cette liqueur, et alors on refait un nouvel essai, avec une nouvelle prise de 10 centimètres cubes d'urine, et d'après l'importance du trouble on verse 0 cmc. 2, ou 0 cmc. 4, ou 0 cmc. 6, ou 0 cmc. 8, ou 1 centimètre cube de plus de liqueur barytique, que lors de la première expérience. On continue l'opération en filtrant, partageant le liquide filtré dans deux tubes, et essayant si la dose employée est exactement suffisante ou insuffisante.

3º Si au contraire le tube dans lequel on a versé l'urine, ou l'acide sulfurique dilué, se trouble, celui dans lequel on a versé la liqueur barytique restant limpide, cela montre qu'il y a moins de 1 gr. 90 d'acide sulfurique par litre. On fait alors de nouveaux essais, en employant pour 10 centimètres cubes, des volumes moindres de liqueur barytique. On opère ainsi jusqu'à ce qu'on n'obtienne de précipitation ni pour l'urine ni pour la liqueur barytique, ou bien qu'on atteigne le point limite.

Cette description d'un procédé par approximations successives, paraît indiquer de très longues opérations. Il n'en est rien, avec un peu d'habitude, en deux ou trois essais, on arrive à obtenir un résultat très satisfaisant, et d'autant plus suffisant, qu'il ne saurait dans aucun cas être absolument exact, parce que dans cette précipitation des sulfates par la liqueur barytique acide, il y a une quantité plus ou moins grande de dérivés sulfoconjugués, qui sont décomposés, et dont l'acide sulfurique libéré, c'est-à-dire cessant d'être dissimulé au réactif barytique, précipite à l'état de sulfate de baryum, dont il augmente la quantité.

Dosage successif et pondéral du soufre urinaire à ses différents états.

1º SOUFRE DES SULFATES. — On prend 50 centimètres cubes d'urine filtrée, que l'on place dans un vase à saturation chaude; on y ajoute 1 gramme d'acétate de baryum pur pulvérisé, pour qu'il y en ait un notable excès. On mélange, et on porte au bain-marie de façon à chauffer vers 60º à 70º, on remue pour dissoudre l'acétate de baryum, et on laisse ensuite en repos, au bain-marie, pendant une demi-heure.

On recueille alors le précipité, qui est formé de phosphates, d'urates, de pigments et de *sulfates*, sur un filtre sans pli, on lave une ou deux fois à l'eau chaude, et les *liquides filtrés sont mis à part pour les opérations ultérieures*. Quant au filtre, on continue à le laver à l'eau bouillante, faiblement acidulée par l'acide chlorhydrique, pour dissoudre tout ce qui n'est pas sulfate de baryum, puis on lave complètement à l'eau bouillante. On sèche, on incinère, on pèse le résidu de sulfate de baryum.

Le poids du résidu $\times$ 20 pour ramener au litre, puis par 0,4206, donne le poids d'acide sulfurique SO^4H^2 des sulfates; mais si on veut avoir le poids du soufre correspondant, il faut employer le facteur 0,1375.

7

2º Soufre des sulfoconjugués. — Le liquide filtré qui contient un excès de chlorure de baryum neutre, et les composés du soufre autres que les sulfates, est additionné de 5 centimètres cubes d'acide chlorhydrique pur, et placé au bain-marie bouillant pendant quatre à cinq heures, ou bien introduit dans un ballon et chauffé au réfrigérant ascendant, pendant une demi-heure. On décompose ainsi les sulfoconjugués et l'acide sulfurique engendré, se transforme, au fur et à mesure, en sulfate de baryum, que l'on recueille sur un filtre comme précédemment, que l'on lave d'abord avec un peu d'eau distillée. Les liquides filtrés sont mis à part pour y doser le soufre organique. Le filtre, lui, est lavé complètement, séché, calciné et on pèse.

Le poids $\times$ 20 et $\times$ 0,1375 donne le *soufre des sulfoconjugués.*

3º Soufre organique. — Le soufre combiné organique reste dans le liquide avec un excès de sel barytique, le liquide filtré est mis au bain-marie, puis il est additionné, de temps en temps, d'eau bromée, dès que le liquide est décoloré, on ajoute une nouvelle quantité d'eau bromée. L'opération dure au moins six heures, à mesure que les matières organiques sont détruites, et que le soufre est transformé en acide sulfurique, celui-ci se combine au baryum pour donner du sulfate de baryum. L'opération étant jugée terminée, on filtre dans les mêmes conditions que précédemment, on lave à froid avec de l'eau distillée chaude, on sèche, calcine et pèse. Le poids du sulfate de baryum obtenu $\times$ 20, puis par 0,1375, donne le soufre organique.

On active l'opération de l'oxydation du soufre, qui

est assez longue, par de petites additions, de temps en temps, de chlorate de potassium. On peut même, et assez rapidement, doser le *soufre total* d'une urine, en chauffant d'abord pendant une demi-heure, 50 centimètres cubes d'urine avec 5 centimètres cubes d'acide chlorhydrique pur et 0 gr. 25 de chlorate de potassium. On laisse refroidir, on ajoute une nouvelle quantité de chlorate, on chauffe encore pendant une demi-heure. Alors, on ajoute 10 centimètres cubes de liqueur barytique titrante, on laisse au bain-marie pendant une heure, on recueille le sulfate de baryum sur un filtre, et on le lave très longtemps à l'eau bouillante, on fait ensuite sécher, on calcine, on pèse et on calcule.

La somme de ces trois états du soufre (*sulfates, sulfoconjugués, organique*) donne le soufre total.

Les proportions respectives de ces différents états du soufre sont très variables. Le *soufre organique* (sulfocyanates, cystine, taurine, etc.) qu'on a encore appelé *soufre neutre*, par opposition au nom de *soufre acide*, qui a été donné à celui des sulfates et des sulfoconjugués, représente environ 5 à 10 p. 100 du soufre total; mais il est des cas, où cette proportion peut atteindre 20 p. 100. Quant à la proportion relative au *soufre des sulfoconjugués*, elle oscille à l'état normal autour de 10 p. 100 du soufre total, et elle augmente lorsque l'intestin fonctionne mal, quand il s'y produit des phénomènes de putréfaction.

§ IV. — DES MÉTAUX ALCALINO-TERREUX DE L'URINE.

Ces *métaux* sont le *calcium* et le *magnésium*, ils ne se rencontrent qu'en petite quantité, si on les exprime en oxydes, les quantités de chaux oscillent entre 0 gr. 30 et 0 gr. 40, et celles de magnésie entre 0 gr. 40 et 0 gr. 60 pour les urines de vingt-quatre heures.

Le dosage de ces deux corps est rarement demandé, on peut du reste l'effectuer par les procédés ordinaires, soit pondéralement, soit volumétriquement.

Les méthodes que nous allons indiquer sont volumétriques. On effectue le dosage dans 100 centimètres cubes d'urine, il faut que celle-ci soit limpide, si elle est trouble et sédimenteuse, on commence par y ajouter quelques gouttes d'acide chlorhydrique pour dissoudre les phosphates alcalino-terreux et l'oxalate de chaux, dans le cas où il y en aurait dans les dépôts ; puis on filtre, et on ne mesure les 100 centimètres cubes qu'après filtration.

Dosage de la chaux. — Pour doser la chaux dans les 100 centimètres cubes d'urine, on les introduit dans un verre à précipiter, on ajoute un peu d'ammoniaque, jusqu'à commencement de trouble, et 20 centimètres cubes de solution d'oxalate neutre d'ammoniaque à 5 p. 100 ; on mélange bien et on met le verre dans un endroit un peu chaud, jusqu'au lendemain, pour permettre au dépôt de bien se séparer. On décante avec précaution, on recueille sur un petit filtre sans pli l'oxalate de chaux formé, et on lave une ou deux fois à l'eau froide. Les liquides filtrés sont mis à part pour y doser la magnésie.

Le filtre, lavé à l'eau froide, est encore lavé deux ou trois fois à l'eau bouillante, puis complètement égoutté, il renferme toute la chaux à l'état d'oxalate de calcium.

On prend ce filtre, on le place dans un verre à saturation avec 150 centimètres cubes d'eau distillée, on mélange bien, de façon à répartir dans le liquide le précipité qu'il renfermait, on ajoute 5 centimètres cubes d'acide chlorhydrique pur, on chauffe vers 50º-60º, et on verse peu à peu dans le liquide, au moyen d'une burette graduée divisée en dixièmes de centimètres cubes, de la solution décinormale de caméléon (permanganate de potasse, 3 gr. 16 par litre) jusqu'à ce qu'il n'y ait plus de décoloration, même au bout de cinq minutes.

La quantité de caméléon employée, exprimée en centimètres cubes et dixièmes $\times$ 0 gr. 028, donne le poids de chaux CaO que renferme un litre d'urine.

DOSAGE DE LA MAGNÉSIE. — Le liquide filtré, provenant de la séparation de la chaux, est additionné de 20 centimètres cubes de solution de chlorhydrate d'ammoniaque à 10 p. 100, de 20 centimètres cubes de solution de phosphate d'ammoniaque à 10 p. 100, et d'un notable excès d'ammoniaque. On agite au moyen d'une baguette de verre, et peu à peu on voit se former un précipité de phosphate ammoniaco-magnésien. On laisse en repos pendant douze heures. Le précipité est recueilli sur un petit filtre, puis on le lave avec de l'eau ammoniacale au tiers.

Le filtre, égoutté, est épuisé par 30 centimètres cubes AO^3H au 1/10, lavé à l'eau distillée, on ajoute dans le **liquide obtenu** de l'ammoniaque au 1/10, en agitant jusqu'à apparition de trouble persistant, on redissout avec de l'acide azotique au 1/10, et on ajoute 5 centimètres cubes de dissolution d'acétate de soude acétique (voir dosage des phosphates), on étend d'eau, de façon à avoir 75 centimètres cubes environ, on verse dans le liquide de la teinture de cochenille jusqu'à coloration franche, on porte à l'ébullition, et dans la solution retirée du feu, on fait tomber la solution titrée d'urane, goutte à goutte, jusqu'à coloration vert-pré. On calcule le résultat en acide phosphorique, et on multiplie le nombre obtenu par 0,5634, pour avoir la teneur en magnésie.

CHAPITRE VI

Déterminations globales des principes organiques, des principes minéraux et des principes acides ou alcalins des urines, avec interprétations raisonnées des résultats.

§ I. — De la matière extractive des urines.

La *matière extractive* des urines, par analogie avec ce que l'on appelle *extrait pharmaceutique*, est le *résidu de l'évaporation* de l'urine. Evaporation qui ne devra comprendre que l'eau et les principes liquides volatils, et non les produits qui peuvent s'engendrer, pendant la dite évaporation, sous l'influence de réactions chimiques, entre les éléments non volatils ou éléments fixes.

De tous temps, et pour tous les liquides renfermant de l'*extractif*, on a observé que la richesse en *extrait sec* pour un liquide donné, variait, et cela dans des proportions parfois très notables, selon le mode opératoire.

D'un commun accord, ceux qui ont étudié de près la question, ont reconnu que la méthode qui se rapprochait le plus de la vérité, était celle qui consistait à évaporer le liquide, à *froid*, dans le *vide sec*, qu'on obtenait ainsi des *résultats constants*. Malheureusement il faut, pour obtenir ce résultat, un matériel que tout le monde n'a pas, cloche à vide, trompe à eau ou machine pneumatique, de plus il faut trois fois 24 heures pour obtenir une dessication complète. Cette méthode ne pouvant donc pas être généralisée, il a fallu chercher autre chose, simplifier le matériel, et abréger la durée de l'opération.

Cette simplification consiste à chauffer simplement l'urine dans une capsule, soit au bain-marie, soit dans une étuve chauffée à 100°. Eh bien, selon la forme de la capsule, ronde ou plate, sa dimension, le chauffage au bain-marie ou à l'étuve, la durée de chauffe, la quantité de liquide mis à évaporer et l'importance de l'extractif, on obtient autant de résultats différents. Il y a donc lieu de fixer un mode opératoire permettant d'obtenir, non pas des résultats réels, mais des résultats relatifs, aussi constants que possible, dans le moins de temps possible.

Voici le procédé que nous employons :

1° Prendre une capsule en platine à fond plat de 6 centimètres de diamètre et de 1 centimètre de hauteur, exactement tarée;

2° Y verser une quantité d'urine telle que la matière extractive soit voisine de 0 gr. 35 à 0 gr. 45.

Cette quantité est indiquée dans le tableau ci-dessous, elle est en rapport avec la densité de l'urine :

Densité	Volume				
1.005	40 cmc.	Coefficient pour extrait par litre.			25
1.010	20 —	—		—	50
1.015	15 —	—		—	66.7
1.020	10 —	—		—	100
1.030	7,5	—		—	133.3
1.040	5 —	—		—	200

3º Placer la capsule sur le bain-marie, en pleine ébullition, au bout d'un certain temps, le liquide est évaporé en grande partie, et il reste un résidu pâteux ; alors, à partir de ce moment-là, on laisse la capsule sur le bain-marie pendant deux heures ;

4º On enlève la capsule du bain-marie, on l'essuie, on la laisse refroidir dans un dessicateur et on la pèse.

5º Du poids brut on retranche la tare, et le reste est multiplié par le coefficient correspondant au volume d'urine mis en expérience, et qui est inscrit dans le tableau ci-dessus.

On a ainsi le poids d'extrait sec à 100º d'un litre d'urine.

Il y a déjà assez longtemps ; nous avons fait des expériences comparatives sur des urines normales, par l'évaporation dans le vide sec, et par l'évaporation au bain-marie comme nous venons de l'exposer.

Nous avons constaté, qu'il y avait très sensiblement un 1/10 d'écart. L'extrait dans le vide sec étant supérieur à l'extrait à 100º. De plus, dans ces mêmes urines normales, l'*extrait dans le vide* était égal à l'excès de poids d'un litre d'urine sur 1000, multiplié par le *coefficient* 2,2, tandis que pour *l'extrait sec à 100º* ce *coefficient* était réduit à 2.

7.

§ II. — DES MATIÈRES MINÉRALES TOTALES.

Les auteurs, en grande partie tout au moins, sont généralement très brefs relativement au mode d'obtention des *matières minérales totales*, autrement dit des *cendres*, des urines.

Incinérez, disent-ils, le résidu sec, en le chauffant modérément dans un moufle au rouge sombre, ou sur une flamme d'alcool, pour ne pas volatiliser les chlorures, puis pesez.

L'obtention de la totalité des *matières minérales*, se rencontrant intimement mélangées à des produits organiques azotés, comme cela existe dans l'extractif urinaire, n'est pas sans présenter des difficultés. Le charbon, qui est obtenu dès le début de la calcination, s'imprègne de sels fusibles, phosphates et chlorures et l'accès de l'oxygène ne se faisant plus que fort difficilement, l'opération dure un temps très long, et pendant tout ce temps il y a des pertes de chlorures.

Aussi, est-on obligé d'employer pour les urines les méthodes classiques, qui consistent à calciner de façon à obtenir un produit noir, et à épuiser celui-ci par de l'eau distillée bouillante, de tous les sels solubles qu'il renferme. Le charbon ainsi lavé est desséché, puis incinéré. Sur le résidu blanc, on verse peu à peu, les eaux de lavage, on les évapore complètement, on porte au rouge sombre pendant quelques minutes, on laisse refroidir et l'on pèse. — Si cette méthode est exacte, elle est très longue, et ne peut pas être considérée comme un procédé clinique.

En présence de ces difficultés d'ordre différent, nous avons adopté, dès que nous l'avons connue, la méthode proposée par Huguet et qui consiste à déplacer le chlore des chlorures, par l'acide sulfurique, à peser les cendres ainsi modifiées, puis à corriger par le calcul le poids obtenu.

Voici le mode opératoire que nous suivons : On prend les mêmes quantités d'urine que pour l'extrait sec, qu'on introduit dans une capsule en platine, avec deux à trois gouttes d'acide sulfurique pur. On évapore à siccité au bain-marie, et on incinère le résidu, assez fortement. Si ce résidu n'est pas très blanc, après refroidissement, on y ajoute quelques gouttes d'acide azotique, et lorsqu'il est bien imbibé, on chauffe légèrement, puis on porte au rouge vif. La capsule étant refroidie dans un déssicateur, on pèse.

Mais, comme dans cette opération, il y a eu substitution d'acide sulfurique au chlore, c'est-à-dire qu'à $2NaCl$, dont le poids est de 117, il a été substitué SO^4Na^2, dont le poids est de 142, si nous appelons P le poids de NaCl contenu dans un litre d'urine analysée, le poids des cendres sera majoré de $P \times \dfrac{142}{117} - P$, c'est-à-dire 1,21 P — P ou encore de $P \times 0,21$.

Du poids des cendres sulfuriques, il faut donc retrancher le nombre obtenu en multipliant la quantité de chlorure de sodium par litre, par le coefficient 0,21.

Nous avons ensuite fait étudier, dans notre laboratoire, une méthode générale d'obtention des *cendres*, au moyen de la magnésie calcinée légère, et nous avons appliqué cette méthode à l'urine, elle donne d'excellents résultats.

Voici comment on l'applique : on place dans une capsule de platine plate environ 0 gr. 40 de magnésie calcinée légère, on calcine, on laisse refroidir dans un dessicateur et l'on pèse le tout, c'est la tare. On verse sur la magnésie, la quantité d'urine correspondante à la densité et indiquée dans le tableau de la page 117. On mélange intimement avec la magnésie, on évapore à siccité, d'abord à 100°, puis à 120°, dans une étuve, et on calcine sur une toute petite flamme d'un brûleur Bunsen. L'iucinération se fait très bien, lorsque le produit est blanc, on laisse refroidir et on pèse, on retranche la tare, et en multipliant par le coefficient correspondant à la quantité d'urine mise en expérience, on obtient la quantité de *substances minérales totales* (ou *cendres*) par litre d'urine.

Cette méthode très exacte est commode, parcequ'elle se fait sans surveillance, mais elle est assez longue.

Nous allons maintenant indiquer la méthode mixte que nous employons dans les cas ordinaires. Après avoir obtenu et pesé l'extrait sec à 100°, on verse dessus 5 centimètres cubes, exactement mesurés, d'une solution aqueuse d'azotate de magnésie obtenue de la façon suivante.

On prend 10 grammes de magnésie calcinée légère, qu'on délaye dans un peu d'eau, et on verse peu à peu de l'acide azotique dilué, jusqu'à dissolution presque complète, la solution neutre au tournesol est étendue avec de l'eau distillée jusqu'à 100 centimètres cubes et filtrée.

Pour connaître le poids du résidu calciné de 5 centimètres cubes de cette solution, on en évapore 5 centimètres cubes au bain-marie dans une capsule de platine, puis on incinère légèrement d'abord, puis ensuite plus fortement. Le résidu, qui est de la magnésie, est pesé dans la capsule même, on obtient un poids qui oscille entre 0 gr. 40 et 0 gr. 50. On inscrit ce poids obtenu, sur le flacon contenant cette solution d'azotate de magnésie. On devra le retrancher de toutes les pesées de cendres d'urines obtenues par cette méthode.

Donc, l'extrait urinaire ayant été arrosé avec ces 5 centimètres cubes d'azotate de magnésie, on laisse un moment au bain-marie, puis on porte sur un tout petit bec de Bunsen, à flamme faible, en ne chauffant la capsule, que l'on place en position inclinée sur un triangle en tuyaux de pipes, que par un bord. L'incinération s'opère alors d'elle-même, sans déflagration, et lorsqu'on voit qu'elle est complète, c'est-à-dire que toute trace de charbon a disparu, on chauffe au rouge sombre une ou deux minutes, et on pèse après refroidissement. Du poids observé on retranche le facteur afférant à la solution magnésienne, et pour avoir le poids des *matières minérales totales* ou de *cendres* par litre, on multiplie par le *coefficient* correspondant au volume d'urine prélevé pour l'expérience.

Si nous avons donné tant de détails, relativement aux matières extractives, et aux matières minérales des urines, c'est que nous considérons que fort souvent ces déterminations faites avec exactitude, et lorsqu'elles peuvent l'être sur des urines de 24 heures minutieusement recueillies, sont de nature à fournir des renseignements des plus précieux.

Si du poids de l'extrait sec à 100°, on retranche le poids des matières minérales totales ou cendres, on obtient les matières organiques totales de l'urine.

Matières organiques = Matières extractives totales
— Matières minérales.

Généralement, et dans les urines types normales, l'*extrait sec* est formé pour 100 parties de :

Matières organiques, 62 à 63 p. 100 ;
Cendres, 37 à 38 p. 100.

Ou bien, on observe le rapport :

$$\frac{matières\ organiques}{matières\ minérales} = 1,666.$$

Ce rapport 1,666, qui indique les relations normales entre les constituants normaux *organiques* et *minéraux* ou *salins*, d'une urine normale, permet d'expliquer pourquoi, dans le cas précisément d'urines normales, on peut calculer la quantité de résidu fixe ou d'extrait sec, au moyen de la densité.

Mais dans les urines anormales, ce rapport 1,666 n'existe plus, et le calcul de l'extrait sec par la densité n'est plus exact et en voici la raison.

Les très nombreuses expériences que nous avons faites, pour élucider cette question, nous ont permis d'établir les faits suivants :

Qu'il fallait 1 gr. 37 par litre de *sels minéraux*, notamment de chlorure de sodium pour augmenter de *un* gramme le poids d'un litre d'urine et qu'il fallait un peu plus du double : 2 gr. 85 des *matières organiques* ordinaires des urines, composées pour les deux tiers ou les trois quarts d'urée, pour obtenir le même résultat.

Qu'en conséquence, pour obtenir une solution saline de densité 1,020 à + 15°, il fallait 1 gr. 37 × 20 = 27 gr. 40 de chlorure de sodium par litre.

Que pour obtenir une solution de même densité avec des *matières organiques urinaires*, il en fallait 2 gr. 85 × 20 = 57 grammes par litre.

Le petit tableau ci-dessous montre quelle peut être l'importance de ces différences.

Numéros	Densité à +15°	Matiè-res organi-ques	Matiè-res minéra-les	Extrait sec à 100°	Extrait calculé	Différence avec l'extrait calculé
		gr.	gr.	gr.	gr.	gr.
1.......	1,020	25 »	15 »	40 »	40 »	»
2.......	1,020	57 »	»	57 »	40 »	+ 17 »
3.......	1,020	36,2	10 »	46,2	40 »	+ 6,2
4.......	1,020	15,4	20 »	35,4	40 »	— 4,6
5.......	1,020	»	27,4	27,4	40 »	— 12,6

Cet écart énorme, montre le parti que l'on peut tirer de la connaissance simultanée de l'extrait sec, et de la densité d'une urine.

Si l'extrait sec trouvé est supérieur à l'extrait sec calculé, c'est que l'urine renferme une quantité *exagérée* de matières organiques par rapport aux matières salines.

Si l'extrait sec trouvé est inférieur à l'extrait sec

calculé, c'est que l'urine renferme, au contraire, un *excès* de matières salines par rapport aux matières organiques.

L'observation de ces faits permet donc de dire si l'urine est normale ou anormale.

Si nous donnons tous ces détails, c'est pour attirer l'attention de tous, sur ce fait, que la densité d'une urine ne peut donner des renseignements *très précis* sur la quantité d'extrait sec et sur ses constituants, que lorsque l'urine est *normale*. Mais du moment que l'urine est anormale, si cette précision n'existe pas, néanmoins les relations entre la densité et l'extrait sec, quoique variables en plus ou en moins, peuvent recevoir une interprétation, susceptible d'être utilisée et prise en considération, au même titre que certains dosages d'éléments, ou que le dosage séparé des *matières minérales totales* et des *matières organiques totales*.

§ III. — DE L'ACIDITÉ URINAIRE.

L'urine normale au sortir de la vessie est *acide au tournesol*, quoique dans certains cas cette réaction acide soit très faible. Dans des cas pathologiques, ou à la suite d'absorption de certains aliments, de boissons ou de médicaments, elle est neutre ou alcaline.

L'*acidité* de l'urine normale est due à tout un ensemble de principes nettement acides : des acides gras, de l'acide lactique, de l'acide hippurique des composés qui sans être des acides à proprement parler se comportent comme eux vis-à-vis des bases alcalines ; enfin et en majeure partie de l'acide phosphorique, partiellement combiné à des alcalis et à des alcalino-terreux. La sensibilité du réactif *tournesol* n'est pas très grande, il ne révèle l'*acidité* que pour les acides dits *acides forts*. Or, précisément, l'acide phosphorique, qui domine parmi les acides de l'urine, est un acide tout à fait spécial. Il est tribasique, mais sur les trois valences acides de la molécule, une seule est forte, une seconde est moyennement forte, la troisième est faible. De sorte que si dans une solution d'acide phosphorique, on verse une solution d'alcali caustique, le virage se fera, selon la nature de l'indicateur acidimétrique employé, soit après la neutralisation de la première, ou de la première et de la seconde, ou de la première de la deuxième et de la troisième fonction acide.

Par exemple avec l'indicateur *cochenille*, l'acide phosphorique se comportera comme un *acide monobasique*, c'est-à-dire que la neutralisation apparente aura lieu, lorsque, pour une molécule d'acide phosphorique, il aura été employé un équivalent d'alcali.

Avec le réactif indicateur *phénol-phtaléine*, la même neutralisation apparente n'aura lieu, que lorsqu'on aura employé deux équivalents d'alcali.

Avec le réactif *bleu C4B Poirrier*, le virage indiquant la neutralisation ne se fera, qu'après l'emploi de trois équivalents d'alcali.

Si on utilise le réactif indicateur *tournesol*, le virage se fera par gradation successive, il commencera lorsqu'on aura employé un peu plus d'un équivalent d'alcali, et sera complet avant qu'on ait utilisé complètement le second équivalent.

Ce n'est pas tout encore, si dans une solution d'acide phosphorique, on verse des solutions de bases alcalino-terreuses, chaux, baryte, strontiane, non seulement on peut observer que selon les indicateurs, il faut, un, deux, trois équivalents de bases, mais encore, que si on ajoute un notable excès de base, il y a formation de phosphates hyperbasiques, c'est-à-dire contenant plus de trois équivalents de bases pour une molécule. Ces phosphates hyperbasiques, qui se forment surtout à froid, se détruisent par l'ébullition, et l'excès d'alcali est libéré.

De ce qui précède, on peut voir quelles doivent être les difficultés, pour déterminer avec exactitude, l'*acidité* d'une urine, surtout si on considère, qu'il s'agit d'un milieu *coloré*, riche en principes extractifs et dont la coloration propre peut être influencée par les acalis libres.

Il est clair, toutes choses égales d'ailleurs, que suivant que l'on fera la détermination de l'acidité avec les réactifs : cochenille, tournesol, phénol-phtaléine, les résultats seront différents, et il aura fallu employer de plus en plus d'alcali, et que d'un autre côté, la formation de phosphates alcalino-terreux, grâce à la présence naturelle de sels de calcium et de magnésium dans les urines, ne sera pas pour faciliter cette expérience.

De tous les réactifs que l'on peut employer pour déterminer l'*acidité* des urines, le *phénol-phtaléine* est le moins mauvais, c'est dans tous les cas, en la circonstance, le plus sensible, celui qui donne les résultats les plus élevés, et par cela même ceux qui se rapprochent le plus de la réalité, c'est-à-dire de l'acidité *totale*, celle qui correspond à l'acidité des acides libres et à l'acidité non neutralisée de l'acide phosphorique, pour que les trois valences soient saturées.

Cet indicateur « phénol-phaléine » est employé en solution alcoolique au centième.

On verse quelques gouttes de cette dissolution dans le liquide que l'on veut titrer. Le « phénol-phtaléine » est incolore en milieu acide ou en milieu neutre, mais dès que le milieu devient alcalin, le phénol-phtaléine prend une teinte rose violacé très facile à distinguer.

Les opérations acidimétriques et alcalimétriques exigent des solutions titrées *acides* et *alcalines*.

Les solutions sont dites *normales*, lorsqu'elles renferment un équivalent en grammes, d'acide ou d'alcali par litre de liqueur.

Les solutions sont appelées *décinormales*, lorsqu'elles ne renferment qu'un dixième d'équivalent par litre.

Le point de départ, pour obtenir ces solutions titrées, est l'acide oxalique, qu'on peut obtenir très pur à l'état cristallisé, et en le laissant sécher au contact de l'air, sur des doubles de papier filtre, à l'abri des poussières.

Le formule de cet acide est $C^2O^4H^2 + 2H^2O$; son poids moléculaire est de 126. Mais, comme cet acide est bibasique (vis-à-vis le phénol-phtaléine notamment) son équivalent n'est que 63, c'est-à-dire la moitié de 126.

La solution *normale* d'acide oxalique s'obtient en faisant dissoudre 63 grammes d'acide oxalique pur cristallisé, dans une suffisante quantité d'eau distillée pour obtenir 1.000 centimètres cubes ou 1 litre, à la température de 15°.

La solution *décinormale* s'obtient en utilisant 6 gr. 30 de ce même corps, pour un litre.

Les solutions *normales* et *décinormales* alcalines sont obtenues en étendant avec de l'eau distillée, de la lessive de soude pure et non carbonatée, de façon que pour neutraliser 10 centimètres cubes de solution *normale* ou *décinormale* acide, il faille employer exactement 10 centimètres cubes de chacune de ces solutions. La saturation de l'acide étant indiquée par le virage au rose de la liqueur, préalablement additionnée de quelques gouttes d'indicateur phénol-phtaléine.

Ces préliminaires dits, voici notre mode opératoire pour la détermination de l'acidité des urines :

1° Prendre 10 centimètres cubes d'urine et les placer dans un vase à saturation chaude, avec 20 à 30 centimètres cubes d'eau distillée, ajouter quelques gouttes de solution de phénol-phtaléine, et porter à l'ébullition pendant quelques secondes.

2° Placer le vase sur un fond blanc, communiquer au liquide un léger mouvement giratoire, et verser goutte à goutte, de la solution décinormale de soude. Au contact de l'urine, ces gouttes se colorent en rose violacé et la couleur disparaît immédiatement, puis cette couleur ne disparaît plus que lentement et ensuite elles restent colorées. On mélange alors et si l'ensemble du liquide prend une teinte rosée très légère, on peut considérer la saturation *apparente* comme obtenue. On note la quantité de solution alcaline employée, elle

correspond à ce qu'on peut appeler l'*acidité apparente de l'urine analysée.*

3° Dans le même vase, on ajoute une vingtaine de
gouttes de solution de chlorure de baryum à 10 p. 100,
et on porte de nouveau sur le feu, on fait bouillir quelques instants. Il se forme un précipité cristallin, très
lourd, qui se dépose très facilement. Dans cette opération, les phosphates bi-métalliques préexistant dans
l'urine, ou engendrés par suite de la neutralisation en
présence de phénol-phtaléine sont décomposés, il se
forme du phosphate tribarytique et une quantité
d'acide chlorhydrique correspondant à la troisième
basicité de P^2O^5, qui n'était pas, elle, décelable;
tandis que HCl peut s'évaluer en présence du phénol-
phtaléine.

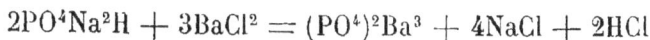

$$2PO^4Na^2H + 3BaCl^2 = (PO^4)^2Ba^3 + 4NaCl + 2HCl$$

et en effet, la coloration rosée, indice d'un léger excès
d'alcali, disparaît et on continue à ajouter de la soude
décinormale, dans les mêmes conditions, jusqu'à coloration rosée très légère, mais persistante. La quantité
totale d'alcali décinormal utilisé, tant dans la première
que dans la seconde partie de l'opération, correspond
à l'*acidité totale* de l'urine.

Ces résultats : *acidité apparente, acidité totale,*
sont donc représentés par des centimètres cubes de
solution décinormale alcaline employés par 10 centimètres cubes d'urine. En multipliant ce nombre par
10, on a le nombre de centimètres cubes d'*alcali normal pour un litre* d'urine. Ces nombres de centimètres cubes peuvent figurer dans les résultats des ana-

lyses d'urine, sous le nom de *millièmes d'équivalent d'acidité*.

Lorsqu'on veut exprimer cette acidité en un acide déterminé, il faut alors multiplier ces nombres par le millième de l'équivalent de cet acide.

Acide chlorhydrique, (HCl)........ 0 gr. 0365

— sulfurique $\left(\dfrac{1}{2} SO^4H^2\right)$...... 0 gr. 049

Pour ce qui est de l'exprimer en acide phosphorique, c'est autre chose. Nous estimons personnellement, que pour établir des comparaisons avec les chiffres relatifs aux phosphates, il y aurait lieu d'exprimer *l'acidité totale* des urines en anhydride phosphorique P^2O^5. Mais on doit se demander alors, quel est le coefficient que l'on doit employer pour un centimètre cube d'alcali utilisé. Si l'acide est considéré comme : *monobasique*, à l'instar de la molécule d'acide chlorhydrique, ce sera 0 gr. 071 — *bibasique,* comme l'acide sulfurique 0 gr. 047 — enfin *tribasique*, 0 gr. 0236.

Or, on ne doit pas oublier que l'acide phosphorique n'est pas le seul acide qui provoque *l'acidité libre* des urines. Aussi, nous croyons préférable, pour concilier les différents auteurs de ne pas représenter dans les bulletins d'analyse *l'acidité* en P^2O^5. En parcourant, en effet, les différents ouvrages, on voit qu'il est adopté un grand nombre de coefficients différents, suivant que les auteurs traduisent en P^2O^5 ou en PO^4H^3, qu'ils considèrent l'acide comme mono, bi, tribasique selon l'indicateur employé, ou même comme cela arrive avec le tournesol, comme une fois et demi basique.

Nous allons indiquer toutefois, dans le tableau ci-dessous, les coefficients à employer, lorsqu'on veut exprimer les résultats en HCl, SO^4H^2 et en P^2O^5, et pour ce dernier, nous donnerons trois chiffres. Nous pouvons faire remarquer que si on considère l'acidité exprimée en SO^4H^2 et en P^2O^5, ce dernier étant compté comme bibasique, les chiffres sont si voisins les uns des autres, qu'il y a peut-être intérêt à exprimer l'acidité en SO^4H^2, ce qui ne prête à aucune interprétation douteuse, et à considérer ce chiffre comme étant très sensiblement celui qu'on obtiendrait, si on exprimait l'acidité en P^2O^5 (bibasique), au point de vue pratique tout au moins.

Nous donnons donc dans le tableau ci-dessous, les quantités d'acides correspondant aux quantités d'alcali normal utilisées, pour saturer un litre d'urine, ce tableau facilite les calculs et permet de représenter, dans les bulletins d'analyses, l'acidité des urines sous la forme suivante qui donne toute satisfaction :

Acidité par litre.

Apparente { en millièmes d'équivalent......
{ en acide sulfurique (SO^4H^2) ....

Totale.... { en millièmes d'équivalent......
{ en acide sulfurique (SO^4H^2.....

Acides organiques libres....................

	Acide chlorhydrique	Acide sulfurique	Acide phosphorique P_2O_5		
			1/3	2/3	3/3
1 cc....	0,0365	0,049	0,02366	0,0473	0,071
2 cc....	0,0730	0,098	0,0473	0,0946	0,142
3 cc....	0.1095	0.147	0,0708	0,1419	0,213
4 cc....	0,1460	0.196	0.0946	0,1892	0,284
5 cc....	0,1825	0,245	0.1183	0.2365	0,355
6 cc....	0,2190	0,294	0,1419	0,2838	0,426
7 cc....	0,2555	0,343	0,1656	0,3311	0,497
8 cc....	0,2920	0,392	0.1892	0,3784	0,568
9 cc....	0,3285	0,441	0,2129	0,4257	0,639
10 cc....	0,3650	0.490	0,2366	0,4730	0,710

L'exemple suivant montre comment on se sert de ce tableau :

Soit, pour une urine donnée, N = 65 centimètres cubes et qu'on veuille exprimer l'*acidité* en SO_4H_2. Sur la ligne 6 centimètres cubes, on trouvera 0 gr. 294 pour 6 centimètres cubes, pour 60 centimètres cubes ce nombre deviendra 2 gr. 94, il faudra ajouter le nombre que l'on lit sur la colonne 5 centimètres cubes qui est 0,245. L'*acidité* exprimée en SO_4H_2 de cette urine sera donc de 2 gr. 94 + 0,245 = 3 gr. 185 par litre.

En acide phosphorique anhydre P_2O_5, considéré comme bibasique, ce nombre deviendrait 2 gr. 838 + 0 gr. 2365 = 3 gr. 074.

Les déductions que l'on tire n'étant que relatives, nous estimons qu'il n'y a pas grand inconvénient à prendre un chiffre pour l'autre.

CONSIDÉRATIONS SUR LE TAUX DE L'ACIDITÉ URINAIRE. — L'*acidité totale* des urines se modifie selon les circonstances, plus ou moins rapidement à partir du moment de l'émission. Les modifications les plus importantes sont d'ordre microbien, de telle sorte que si, dès l'émission, l'urine qui est aseptique dans la majorité des cas, était mise à l'abri des germes extérieurs, ou préservée de leur action, par l'emploi d'un antiseptique : chloroforme (quelques gouttes), thymol (quelques cristaux), cyanure de mercure (0 gr. 10 par litre), elle pourrait se conserver plusieurs jours sans modification de son acidité.

Dans le cas contraire, le plus souvent, on constate une augmentation graduelle de l'acidité pendant quelques heures, voire même quelques jours pour certaines urines, après quoi la fermentation ammoniacale se développe, l'acidité diminue, passe à zéro, et l'urine devient alcaline par suite de la transformation de l'urée en carbonate d'ammoniaque.

Quand un échantillon d'urine de 24 heures est remis à l'analyse, et qu'il n'a pas été pris de précautions, les modifications dont nous venons de parler se sont accomplies en partie, et l'urine n'a plus son acidité initiale, elle peut être neutre et même alcaline.

Il y a donc absolue nécessité, lorsque l'on veut pouvoir tirer parti de la détermination de l'acidité urinaire, de préserver l'urine des altérations microbiennes, jusqu'au moment de l'analyse.

Ceci dit, il est de notoriété constante, que l'*acidité urinaire* varie d'une émission à l'autre, dans de très notables proportions, même dans l'état de santé. Toutefois, on observe une certaine corrélation entre le degré d'acidité urinaire et l'activité digestive, ou bien l'activité musculaire. Elle augmente aussi dans le régime carné, et diminue dans le régime végétarien.

Dans les états pathologiques, dans ceux qui sont reliés, à la misère physiologique en général, aux affections mentales, aux débuts de la tuberculose, il y a une certaine répercussion dans la sécrétion urinaire et diminution de l'acidité ; même, une grande faiblesse dans cette acidité, qui ne serait pas expliquée par l'alimentation, ou bien par le régime, serait l'indice d'un terrain bien préparé, où évolueraient aisément les maladies contagieuses et infectieuses. Au contraire, il existe toute une série d'affections : l'arthritisme sous ses différentes manifestations, toutes les dyscrasies acides, qui se manifestent par un excès d'acidité urinaire. Cet excès d'acidité est, en un mot, la principale caractéristique dans les urines, de la diathèse hyperacide.

La détermination exacte de *l'acidité urinaire* est donc un facteur très important de l'analyse des urines, mais on ne peut attacher de réelle valeur aux chiffres obtenus, que si la détermination est faite par une méthode donnant *l'acidité totale*, et si elle est faite, en outre, sur l'ensemble des urines de 24 heures, conservées à l'abri de toute modification microbienne. C'est à cause de cela, que la majorité des documents concernant *l'acidité urinaire*, ne peuvent être utilisés qu'avec d'extrêmes réserves, et que beaucoup d'auteurs émettent des doutes, relativement aux conclusions à en tirer. Pour nous, il résulte de nos expériences que :

Pour une personne saine d'un poids de 60 kilogrammes, *l'acidité urinaire* pour 24 heures correspond à 50 ou 60 centimètres cubes d'une solution *acide normale*, c'est-à-dire 2 gr. 45 à 2 gr. 94 d'acide sulfurique SO^4H^2. Pour une urine de densité donnée, l'acidité réelle par litre, exprimée en centimètres cubes de solution normale, doit être sensiblement égale ou légèrement supérieure au double de l'excès du poids du litre d'urine sur 1.000, ou bien encore au nombre de grammes d'extrait sec à 100° par litre d'urine.

Si les chiffres sont au-dessus il y a *hyperacidité*, dans le cas contraire *hypoacidité*.

Si le chiffre d'*acidité* en SO^4H^2 est à peu près égal, ou inférieur, à la quantité d'acide phosphorique P^2O^5, dosé directement, les choses seront normales ; si cette proportion est dépassée, c'est qu'il y aura dans l'urine des acides organiques libres : lactique, hippurique, acides gras en excès, car à l'état normal, il y en a très peu. Dans des cas pareils, il y a lieu, également, de rechercher les acides diacétique et β-oxybutyrique. Ce dernier acide se rencontre parfois à haute dose. Quoi qu'il en soit, il y a lieu d'attirer l'attention sur cet excès d'acidité totale, et cette présence d'acides organiques libres.

§ IV. — DES URINES ALCALINES.

Si l'urine est *alcaline*, ce qui peut être dû à l'absorption de carbonates alcalins, d'eaux minérales, etc., ou par suite de transformation de l'urée en carbonate d'ammoniaque, on en prend 10 centimètres cubes, on y ajoute 10 centimètres cubes d'acide oxalique déci-

normal, on porte à l'ébullition pour chasser l'acide
carbonique, on ajoute quelques gouttes de teinture de
tournesol et on verse avec une burette graduée de la
soude décinormale jusqu'à coloration bleue. De
10 centimètres cubes, on retranche la quantité de
soude décinormale employée, le reste multiplié par 10
indique l'*alcalinité N*, exprimée en millièmes d'équivalent.

On est obligé, dans ce cas, de prendre comme indicateur le tournesol, parce que le phénol-phtaléine se
prête difficilement aux dosages alcalimétriques lorsqu'il s'agit de doser de l'ammoniaque.

CHAPITRE VII

Recherche des principes albuminoïdes et sucrés, ou des corps qui s'y rattachent, dans les urines. Dosage de ces corps et signification de leur présence.

§ I. — DES MATIÈRES ALBUMINOIDES URINAIRES.

Les *matières albuminoïdes* que l'on peut rencontrer dans les urines, sont :

a) La *sérine* ou *sérum-albumine* ou *albumine normale* du sérum sanguin.

Elle possède toutes les propriétés générales des *albuminoïdes* en général, elle répond notamment aux trois réactions suivantes :

1º Coloration jaune orangé à chaud (70 à 80º) lorsqu'elle est traitée par le nitrate acide de mercure (réactif Millon).

2º Elle prend une coloration violette, lorsqu'elle est traitée par une petite quantité de sulfate de cuivre et de lessive alcaline (réaction du Biuret).

3º Elle se colore en violet intense, lorsqu'après coagulation, elle est dissoute dans l'acide acétique cristallisable additionné de *traces* de formol puis traitée

8.

par l'acide sulfurique (réaction Adamkiewicz-Dupouy).

La *sérine* est soluble dans l'eau pure, la solution est lévogyre, elle n'est pas dialysable.

Les solutions acidulées légèrement par l'acide acétique, lactique ou orthophosphorique, ne sont pas coagulées à froid ; les autres acides, au contraire, l'acide azotique notamment, la précipitent même à froid. Lorsqu'on chauffe ces solutions, légèrement acidulées et contenant une petite quantité de sels alcalins, la coagulation a lieu, et si on maintient la température à 100°, pendant dix minutes ou un quart d'heure, celle-ci est complète.

Les sels métalliques précipitent l'*albumine* en formant des albuminates insolubles, à la condition que les sels métalliques soient en excès.

Les réactifs dits généraux des *albuminoïdes* : le tannin, l'acide picrique, l'acide phénique, l'acide phosphomolybdique, l'acide métaphosphorique, le mélange de ferrocyanure de potassium et d'acide acétique, l'iodure double de mercure et de potassium acide (réactif de Tanret), précipitent l'*albumine*, aussi bien à froid qu'à chaud.

Les dissolvants généraux : alcool concentré, éther, chloroforme, benzène, essences diverses, hydrocarbures du pétrole, sulfure de carbone, alcool amylique, etc., ne dissolvent pas la *sérine*.

b) La *globuline*, qui provient des globules sanguins, est insoluble dans l'eau pure, mais elle l'est dans l'eau salée, ou dans un milieu salé comme l'urine. Elle est précipitée de ses solutions, en milieu neutre, lorsqu'on les sature par du sulfate de magnésie. Dans les mêmes conditions, la *sérine* n'est précipitée de ses solutions que si le milieu est nettement acide, ou si on ajoute un peu d'acide acétique. Ce sont les seules différences qui, dans les urines, permettent de distinguer et de séparer la sérine de la globuline, cette dernière donnant toutes les autres réactions.

Dans la majorité des cas, on recherche et on dose en bloc, sous le nom d'*albumine*, la sérine qui est la dominante et la globuline qui peut y être mélangée.

C'est la présence, nettement constatée, de ces *albumines* qui permet de dire que l'urine est *albumineuse*.

c) Les *albumoses* et *peptones*. — Ces produits proviennent de la transformation des albuminoïdes, par l'action hydrolysante des sucs digestifs, ou des ferments solubles sécrétés par les cellules de l'organisme.

Ce qui distingue ces substances des albumines, *sérine* et *globuline*, c'est qu'elles sont *dialysables*, très solubles dans l'eau pure, elles ne sont pas précipitées par l'action de la chaleur seule, ni même lorsqu'on y ajoute, à chaud, un peu d'acide. Elles précipitent cependant, à froid, comme elles, par le réactif de Tanret, mais si l'on chauffe, le précipité disparaît pour se reformer à froid. L'acide picrique, le tannin les précipitent et elles donnent du reste la réaction du Biuret comme la sérine, ce qui suffit pour les caractériser comme substances albuminoïdes.

Les *albumoses* sont des corps intermédiaires entre les syntonines ou acidalbumines et les peptones. On peut les distinguer des peptones, par l'action du ferrocyanure de potassium et de l'acide acétique, qui sans action précipitante sur les peptones, précipite à froid les albumoses, le précipité disparaissant à chaud et se reformant par refroidissement.

L'acide azotique, sans action à froid sur les peptones, précipite les albumoses, mais le précipité disparait en chauffant.

Enfin, lorsqu'on sature par du sulfate d'ammoniaque, une solution d'albumoses et de peptones, les albumoses seules sont insolubilisées et précipitées. C'est le moyen que l'on peut employer pour les séparer.

La présence des peptones et albumoses dans les urines, soupçonnée tout au moins par les réactions indiquées ci-dessus, notamment par le Tanret, ne peut être certifiée, par la réaction du Biuret, dans le cas d'autres albumines, qu'après avoir éliminé complètement ces dernières. Voici comment on peut procéder :

Prendre 10 centimètres cubes d'urine, ajouter 1 centimètre cube de sous-acétate de plomb, qui décolore l'urine et précipite les autres albumines, on agite, on ajoute 1 cent. cube de solution saturée de carbonate de soude, on agite encore et on filtre. A 5 cent. cubes du filtratum, on ajoute 1 centimètre cube de lessive de soude et 4 à 5 gouttes de liqueur de Fehling (réactif cuprotartrique). La coloration violette (réaction du Biuret) que l'on observe, et que, pour bien distinguer, l'on compare à la couleur bleue de la liqueur de Fehling seule, étendue dans les mêmes conditions, indique la présence des peptones.

d) La mucine urinaire ou pseudo-mucine ou pseudo-albumine qui n'est pas analogue à la mucine des glandes salivaires.

Cette substance est insoluble dans l'eau pure, mais légèrement soluble en présence des sels neutres, et principalement dans les phosphates neutres et carbonates alcalins. Elle n'est pas coagulée par la chaleur, mais elle est insolubilisée, à froid, par l'addition de quelques gouttes d'acide acétique ou d'un autre acide, lorsque le milieu est nettement acide au tournesol. On peut donc la trouver dans les dépôts formés dans les urines très acides, celles notamment qui renferment des acides libres, gras ou lactique. On la trouve dans les sédiments, sous forme de filaments mélangés avec des déchets épithéliaux.

La pseudo-mucine, lorsqu'elle est abondante, se manifeste dans les urines, par le louche qu'y forme l'addition de quelques gouttes d'acide acétique. Dans le cas où il y en a très peu, il est bon d'étendre l'urine au tiers avec de l'eau distillée, pour diluer les sels de l'urine, on remplit deux tubes à essais avec cette urine, dans l'un on verse trois à quatre gouttes d'acide acétique, on mélange, l'autre servant de témoin. On met les deux tubes à reposer pendant cinq à six minutes. Si le tube acidulé devient louche par rapport au témoin, cela indique la présence de pseudo-mucine dans l'urine. S'il n'y en a que des traces insignifiantes la chose est normale. Si le trouble est très manifeste, et s'il se produit immédiatement ou bien s'il se forme un dépôt, c'est que la proportion est notable, elle doit être signalée et se rattache à un état inflammatoire, probable, de la vessie.

Dans ce cas, avant de rechercher les autres albuminoïdes dans l'urine, on traite celle-ci par quelques gouttes d'acide acétique, pour que sa réaction soit nettement acide, et on filtre au bout d'un quart d'heure.

La présence de ces albuminoïdes précipitables à froid par les acides, est de nature à troubler la recherche de *l'albumine vraie*. Aussi M. Dufau, à la suite d'une longue étude de la question, a-t-il proposé, lorsque les urines sont naturellement acides, de n'y point ajouter avant de les chauffer d'acide libre, mais bien un dixième d'une solution de citrate de sodium préparée ainsi :

Citrate de sodium............ 25 gr.
Alcool..................... 5 —
Eau distillée Q. S. P........ 100 cmc.

et ceci, pour éviter la précipitation des phosphates et carbonates terreux, la coagulation de la pseudo-mucine et corps analogues n'ayant pas lieu, le moindre louche ou trouble, constaté par comparaison, lorsqu'on chauffe à l'ébullition, doit être attribué à *l'albumine vraie*, *sérine* ou *globuline*.

e) On a signalé en outre dans les urines la présence d'autres albuminoïdes notamment.

1° *L'albumine acéto-soluble de Patein*, qui se coagule par la chaleur, mais se différencie de la sérine par sa solubilité dans l'acide acétique.

2° *La pyine ou matière albuminoïde des urines purulentes*. Cette pyine n'est autre chose, que le résultat de l'action de la fermentation ammoniacale, sur les produits de désagrégation des leucocytes, elle possède les caractères des alcali-albumines.

3° Beaucoup d'autres *albumines*, qui ne sont que des mélanges ou des produits intermédiaires, d'ordre

plus ou moins avancé au point de vue de l'hydrata-
tion, entre les albumines et les peptones.

RECHERCHE DE L'ALBUMINE VRAIE

Parmi les expériences qualitatives préliminaires,
celles décrites sous les numéros 1, 2 et 3 sont de nature à laisser fortement soupçonner la présence de
l'albumine, lorsqu'on a affaire à une urine albumineuse. D'un autre côté, si elles sont absolument négatives, elles permettent de conclure à l'absence de ce
corps.

Si on se trouve en présence d'une urine douteuse, il
faut pousser plus loin les recherches. Il y a lieu d'abord
de s'assurer de la présence de la pseudo-mucine, comme
il est indiqué un peu plus haut, et selon les résultats
obtenus, de faire à nouveau l'épreuve de la chaleur,
après addition de citrate de sodium. Si l'expérience
est concluante, on essaie successivement sur l'urine les
réactions que nous avons signalées, notamment les
deux suivantes, qui permettent une confirmation absolue.

L'acide picrique. — On met quelques centimètres
cubes d'urine dans un tube à essais, et un égal volume
de réactif citro-picrique ou acéto-picrique d'Esbach,
préparé ainsi :

Acide picrique...............	10 grammes
Acide citrique ou acétique.....	20 ou 30 grammes.
Eau.......................	1.000 grammes.

On fait dissoudre l'acide picrique à chaud.

Il doit se produire avec le réactif picrique un trouble plus ou moins accentué, et par refroidissement il se forme un dépôt jaune de picrate d'albumine.

Le ferrocyanure de potassium et l'acide acétique. — Dans quelques centimètres cubes d'urine, on verse 1 centimètre cube de solution de ferrocyanure de potassium à 5 p. 100, et 1 centimètre cube d'acide acétique cristallisable. Il doit se produire un trouble manifeste, ou un précipité, ne disparaissant pas quand on chauffe.

DOSAGE DE L'ALBUMINE

Le seul procédé exact est le procédé *pondéral*. Dans un large tube à essais, on place 10 centimètres cubes, 20 centimètres cubes, jusqu'à 50 centimètres cubes d'urine, selon que les essais ont indiqué beaucoup ou peu d'albumine. Dans tous les cas, on fait, si c'est nécessaire, avec de l'eau un volume de 50 centimètres cubes. On ajoute 1 gramme de chlorure de sodium et une goutte d'acide trichloracétique (ou un autre acide). On place le tube au Bain-Marie bouillant dans une position inclinée et on l'y laisse dix minutes. On ajoute quelques gouttes de solution d'acide trichloracétique très étendu, on laisse encore cinq minutes au B.-M. et on recueille le coagulum sur un double filtre bien équilibré. On lave à l'eau bouillante, jusqu'à ce qu'il n'y ait plus de chlore dans les eaux de lavage (on essaye avec l'azotate d'argent). On laisse égoutter complètement. On lave une fois à l'alcool, une fois à l'éther, on fait sécher à froid. On dessèche ensuite à l'étuve à 100°. On sépare les filtres, l'augmentation de celui qui est intérieur, en poids, représente la quantité d'albumine qui se trouve dans le volume d'urine mis en expérience. On calcule pour un litre.

Ce dosage est assez long à cause des lavages, aussi peut-on précipiter l'albumine à l'état de picrate d'albumine. La même quantité d'urine que précédemment est placée dans un tube à essais assez large, dans lequel on a mis 20 à 30 centimètres cubes de réactif acétopicrique d'Esbach, on chauffe au bain-marie bouillant pendant dix minutes et on peut filtrer sur filtre taré ou un double filtre équilibré. On laisse égoutter, on lave à l'eau bouillante jusqu'à décoloration du filtre, puis à l'alcool, on fait sécher à 100° et on pèse. Le poids de picrate d'albumine est multiplié par 0,8, puis on calcule le poids pour un litre.

Le *procédé volumétrique d'Esbach* critiquable au point de vue de l'exactitude peut néanmoins rendre des services dans certains cas. Le tube d'Esbach, figure 6, est un tube à essais en verre épais, portant un premier trait U. On verse l'urine à essayer jusqu'à cette marque. Un second trait R, indique jusqu'où il faut verser le réactif citro-picrique. On bouche, on retourne plusieurs fois le tube sur lui-même pour mélanger sans produire de mousse. On abandonne au repos pendant vingt-quatre heures. La hauteur du dépôt

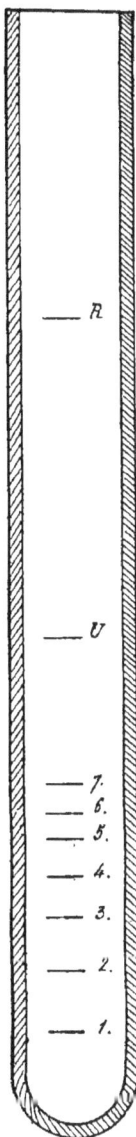

Fig. 6.

9

indique la quantité d'albumine par litre, selon les chiffres de la graduation de l'appareil.

Si l'urine possède une densité supérieure à 1,012, on la dilue avec une proportion d'eau distillée suffisante, pour la ramener à cette densité ; dans ce cas, le résultat est corrigé par le calcul, pour être rapporté à l'urine primitive non diluée.

Exemple : Une urine a pour densité 1,018, on met dans le tube d'Esbach un mélange des 2/3 d'urine et 1/3 d'eau. Si on trouve 1 gr. 50 d'albumine, on fera le calcul $1.50 \times \dfrac{3}{2} = 2,25$ par litre.

RECHERCHE ET DOSAGE DE LA GLOBULINE. — 100 centimètres cubes d'urine neutralisée exactement, sont additionnés à froid, peu à peu, de 80 grammes de sulfate de magnésie. L'opération se fait dans un verre à pied avec une baguette de verre à extrémité aplatie. Lorsque la saturation est complète, s'il nage des flocons ils sont dûs à de la globuline, la sérine n'étant pas précipitée. On recueille sur un filtre, on lave avec une solution saturée de sulfate de magnésie. On dissout dans l'eau chaude et on coagule la globuline par l'acide trichloroacétique. On continue comme il est dit ci-dessus.

Connaissant le poids total : Sérine + globuline (1re expérience), on retranche le poids de la globuline seule (2e expérience). La différence donne le poids de la sérine seule.

On peut aussi recueillir le liquide filtré, l'aciduler par l'acide acétique, la sérine est coagulée et précipitée, on la recueille sur un filtre taré, on lave, etc.

RECHERCHE ET DOSAGE DE TRÈS PETITES QUANTITÉS D'AL-
BUMINE. — Le dosage pondéral de l'albumine peut assez
bien se faire, si la quantité par litre atteint ou dépasse
0 gr. 50. Au-dessous, le dosage est beaucoup plus délicat et il faudrait y consacrer des quantités de liquide
que souvent on n'a pas à sa disposition.

S'il n'est pas nécessaire d'une grande précision, et si
une simple approximation suffit, on parvient à pouvoir
évaluer la quantité en faisant sur l'urine filtrée deux
essais, l'un par la chaleur, sur 5 centimètres cubes
d'urine très légèrement acidulée, et l'autre avec le
réactif de Tanret.

Voici, en effet, ce qu'on observe selon la teneur en
albumine :

0 gr. 50 par litre. *Chaleur.* — Trouble suivi d'un rapide dépôt occupant au bout de dix à quinze minutes
de repos et de refroidissement, tout le fond rond du
tube à essai.

Tanret. — Trouble très accentué, suivi d'un précipité presque immédiat, et au bout de dix minutes on
observe que le précipité s'étant aggloméré se sépare et
tombe.

0 gr. 25 par litre. *Chaleur.* — Trouble très manifeste,
et après refroidissement de dix à quinze minutes, on
aperçoit, mais difficilement, les granulations du coagulum.

Tanret. — Trouble immédiat, et au bout de dix minutes le précipité est bien formé.

0 gr. 10 par litre. *Chaleur.* — Louche bien visible,
mais sans granulation bien apparente, même au bout
de dix minutes.

Tanret. — Trouble immédiat, et après dix minutes

un précipité granulé bien apparent se forme lentement mais ne se dépose pas immédiatement au fond du tube.

Remarque. — Le trouble par le Tanret est presque deux fois plus apparent que le louche occasionné par la chaleur, dès le début de la réaction, ceci est très apparent pour cette quantité d'albumine, tandis que pour des quantités supérieures, la différence est difficile à juger.

0 gr. 05 par litre. *Chaleur.* — Louche très peu apparent directement, il faut pour le voir d'une façon nette recourir à l'expérience du tube dans lequel l'urine très légèrement acidulée, est chauffée dans la partie supérieure, et on compare avec la partie inférieure ; ou bien on compare le tube dans lequel les 5 centimètres cubes d'urine ont été chauffés, avec l'urine placée dans un tube de même dimension, mais qu'on n'a pas chauffé.

Tanret. — Louche faible, mais nettement visible, beaucoup plus apparent, toutefois, que celui obtenu par la chaleur seule, et ne nécessitant pas un terme de comparaison. Au bout d'une heure, on aperçoit un dépôt très net au fond du tube.

0 gr. 04 par litre. *Chaleur.* — Louche très faible mais encore appréciable par comparaison.

Tanret. — Louche immédiat, très net, sans besoin de comparaison.

0 gr. 03 par litre. *Chaleur.* — Louche excessivement faible, mais perceptible par comparaison.

Tanret. — Louche très faible, mais perceptible par comparaison.

0 gr. 02 par litre. *Chaleur.* — Résultat douteux même par comparaison.

Tanret, louche très faible mais perceptible par comparaison.

0 gr. 01 par litre .*Chaleur,* rien d'apparent.

Tanret, louche très faible mais perceptible par comparaison.

C'est ainsi que l'on peut évaluer approximativement les quantités d'albumine qui doivent être englobées sous la rubrique *traces* toutes les fois que le dosage par les pesées n'est pas possible.

DE L'ORIGINE DE L'ALBUMINE DANS LES URINES
ET DE SA SIGNIFICATION

Nous sommes de l'avis de ceux qui ne croient devoir attacher qu'une importance des plus secondaires au louche que donne dans les urines limpides, les réactifs très énergiques, comme l'acide trichloracétique, et nous ne considérons comme urines albumineuses vraies, que celles qui, très limpides et très légèrement acides, louchissent assez par l'action de la chaleur, pour que par comparaison avec la même urine non chauffée, on puisse nettement apercevoir ce louche, il faut pour cela au moins 0 gr. 03 par litre.

Certains auteurs ont prétendu qu'il existait un état d'albuminurie normale, c'est-à-dire que des personnes absolument saines, pouvaient présenter des urines albumineuses, que même ce fait était assez fréquent lorsque les urines étaient très concentrées. Nous ne partageons pas, personnellement, cet avis, parce que le cas se présente d'abord, tout à fait exceptionnellement, et qu'ensuite, il n'est pas démontré que les sujets présumés sains, le fussent absolument, l'examen microscopique de leur rein n'ayant pu être fait ; il y a donc un point d'interrogation à poser.

Nous estimons qu'à l'état normal, la sérine du sérum ou le sérum-albumine, ne doit pas passer dans l'urine ; que si elle y passe et si on l'y constate *nettement*, sa présence doit être due à une des causes suivantes :

1° A une altération du rein, plus ou moins grande, chose que l'examen microscopique très minutieux des dépôts urinaires, l'analyse complète des urines, et les autres symptômes cliniques, peuvent permettre de diagnostiquer ; c'est le cas des néphrites.

2° A des modifications spéciales dans la composition permanente ou momentanée du sérum sanguin ; à savoir : excès ou défaut d'eau, de sels alcalins, etc., ou bien à une tension plus ou moins forte du liquide sanguin, dans les artères et les veines, qui font que les conditions normales de dialyse, ou de filtration, sont troublées par suite des compressions accidentelles qui en résultent. Ceci peut être occasionné par l'état de grossesse, par des tumeurs, des kystes. Alors les éléments qui, à l'état normal, sont retenus dans le sang, sont extravasés en petite quantité, et passent dans l'urine.

Cette seconde cause, qui est le résultat d'un état quelquefois physiologique (grossesse), mais le plus souvent pathologique, comme dans les maladies de cœur et des vaisseaux circulatoires, n'implique pas une maladie désorganisatrice du rein ; on ne doit pas rencontrer dans de telles urines d'épithéliums rénaux, ni cylindres qui s'y trouvent lorsque le rein, malade, est la cause de la présence d'albumine dans les urines. Donc, l'examen microscopique négatif, l'examen général des urines, qui montre s'il y a surtension sanguine ou non, l'examen cryoscopique, et l'examen clinique proprement dit, permettent de trancher la question et d'établir le diagnostic.

3º A des altérations du sang résultant d'un état fébrile infectieux : affections aiguës, influenza, fièvre typhoïde, pneumonie, affections dont le médecin fait directement le diagnostic, en s'aidant au besoin de l'analyse générale des urines. Tant que le rein reste indemne, il n'y a pas de néphrite proprement dite, l'examen microscopique des dépôts renseigne sur ce point, mais le rein congestionné, irrité par les poisons alcaloïdiques et les leucomaïnes qui le traversent, peut à son tour devenir malade.

4º A des intoxications par le phosphore, l'arsenic, le plomb, le mercure. L'analyse des urines dirigée spécialement dans le but de rechercher ces corps (ce qui, pour quelques-uns est plus délicat et beaucoup plus long qu'il n'est d'habitude de le supposer), est la seule manière de trancher la question, chimiquement tout au moins.

5º Au mélange de sang avec l'urine, auquel cas, en même temps que la sérine on trouve de l'hémoglobine, et souvent des globules rouges apportés directement par le sang.

6º Enfin, il y a lieu de signaler la présence d'albumine dans des urines souillées par leur mélange, au sortir de la vessie, avec des exsudats vaginaux. Assurément, il n'y a pas albuminurie dans ce cas, du reste, l'urine directement prise dans la vessie, au moyen de la sonde, devra être exempte d'albumine.

DU TAUX DE L'ALBUMINE DANS LES URINES. — Les quantités d'albumine que l'on peut retrouver dans les urines sont très variables ; de traces nettes, non dosables parfois, elles arrivent à 5 à 10 grammes par litre, et, dans des cas exceptionnels on peut en trouver jusqu'à 15, 20, 25, 30 grammes par litre.

Lorsque la quantité est voisine de 1 à 2 grammes en 24 heures, ce n'est pas le fait de constater un peu plus ou un peu moins, un jour que l'autre, qui soit susceptible d'indiquer un état d'aggravation ou d'amélioration du malade. Il y a lieu de tenir compte du volume, et des autres éléments constitutifs de l'urine.

Une urine peu colorée, de faible densité, et abondante avec une notable quantité d'albumine, renfermant des éléments provenant de la désorganisation du rein, est incontestablement l'indice d'un état grave ; tandis que peu d'albumine dans une urine colorée, de forte densité, et peu abondante, sans éléments cellulaires du rein, n'indique qu'une maladie qui n'affecte pas le rein.

Dans la grossesse, dans les derniers mois plus particulièrement, la quantité d'albumine que l'on peut trouver dans les urines, a une signification assez nette ; au-dessous de 1 gramme par litre, on n'a guère à craindre d'accidents, soit pour la mère, soit pour l'enfant ; au-dessus de 2 grammes par litre, c'est l'opposé, il y a tout à redouter pour la vie de l'un et de l'autre. Dans l'état intermédiaire, il y a lieu à une grande surveillance.

De l'exposé rapide qui précède, il résulte que la seule constatation de la présence d'une petite quantité d'albumine, dans une urine donnée, ne saurait par elle seule, fournir les éléments d'un diagnostic, quoique, de ce fait, l'urine soit *anormale*. Cette présence ne peut prendre de signification, que si elle est complétée, par l'analyse générale des urines, l'examen microscopique, la recherche des causes accidentelles, et l'*examen* sérieux de la personne qui a émis le liquide analysé. Cet examen étant du ressort du *médecin* et non de celui du *chimiste*.

§ II. — DES SUCRES URINAIRES.

Le *sucre urinaire* habituel est le *glucose* ($C^6H^{12}O^6$), on l'appelle aussi *dextrose*, à cause de son pouvoir rotatoire dextrogyre ; c'est une aldose, aussi ce sucre possède-t-il des propriétés non seulement spéciales, mais encore générales et inhérentes à cette fonction. On a bien constaté également dans quelques urines d'autres matières sucrées, mais à l'état tout à fait exceptionnel, citons : le *lévulose* qui est une cétose et qui diffère surtout du glucose par son pouvoir rotatoire, qui est *lévogyre* ; le *lactose* qui est un saccharide, et qui, lorsqu'il est dans une urine, à l'état de petite quantité, ne peut pas être différencié par les procédés cliniques, il n'y a guère que la formation et l'étude de son ozazone qui permettent d'établir cette différencia-

9.

tion. Enfin, il peut exister dans certaines urines, et cela peut être assez fréquemment, des *pentoses* ou sucres en C^5, des *alcaptones*, etc., etc.

Les urines qui, dans l'essai avec le réactif cuprotartrique, donnent une réduction ou une décoloration, doivent être examinées au point de vue de la présence possible du sucre.

Lorsque le *glucose* existe en grande quantité, il est très facile de le constater, ce n'est que lorsque les proportions sont faibles, inférieures à 3 grammes par litre, que le problème est plus difficile à résoudre, à cause des autres substances réductrices avec lesquelles il se trouve, assez fréquemment.

Quoi qu'il en soit, voici les expériences que l'on peut faire, et qui, si elles sont toutes positives, peuvent permettre d'affirmer la présence du *glucose*.

1º On verse dans un tube à essais de 2 à 3 centimètres cubes de lessive de soude, puis de l'urine jusqu'à moitié du tube, on mélange et on chauffe, jusqu'à l'ébullition, la partie supérieure du tube, elle doit brunir et cela d'autant plus que l'urine est riche en sucre;

2º A 4 centimètres cubes d'urine (privée d'albumine s'il y a lieu par ébullition et filtration) on ajoute 1 centimètre cube de lessive de soude, et une pincée de sous-nitrate de bismuth. On porte à l'ébullition pendant une minute. La présence du *glucose* dans l'urine se manifeste par une coloration brun foncé, le bismuth se dépose coloré en noir;

3º On dissout dans un peu d'eau bouillante une petite pastille de *nitropropiol* (orthonitrophényl-propianate de sodium), on ajoute quelques gouttes d'urine, et on continue de faire bouillir, il se produit une couleur bleue, due à la formation d'indigo.

A ces trois réactions on doit ajouter les suivantes, qui doivent être effectuées sur de l'urine déféquée, par 1/10 de son volume de sous-acétate de plomb, et filtrée.

4° On prend 5 centimètres cubes d'urine déféquée dans un tube à essais, on ajoute 5 centimètres cubes de soude normale et une à deux gouttes de phénylhydrazine, on agite et on porte à l'ébullition. La présence du glucose donne au liquide une belle couleur jaune orangé. Si on sature par l'acide acétique, il se forme un précipité jaune orangé qui rend le liquide opaque ;

5° On chauffe dans un tube quelques centimètres cubes de réactif cuprotartrique, et on y verse deux à trois gouttes d'urine déféquée, on porte à l'ébullition ; si, au bout de quelques instants, il ne se produit rien, on ajoute 1 centimètre cube d'urine, on fait bouillir et on continue ainsi, mais en augmentant la quantité d'urine sans toutefois dépasser le volume de réactif cuprotartrique. S'il y a beaucoup de sucre dans l'urine, les deux premières gouttes auront suffi pour décolorer le réactif et précipiter le cuivre à l'état d'oxyde rouge. Si la couleur n'est pas modifiée même par addition d'un égal volume d'urine, c'est qu'il n'y a pas de sucre ;

6° Enfin si l'urine renferme du *glucose*, elle doit dévier à droite, le plan de polarisation de la lumière polarisée.

DOSAGE DU SUCRE DANS LES URINES.

1° *Procédé polarimélrique*

On commence par déféquer l'urine, c'est-à-dire la décolorer, et la débarrasser des substances qu'elle peut contenir en dissolution, et qui agissant sur la lumière polarisée, viendraient fausser les résultats. Cette défécation doit se faire selon les cas par l'une des façons suivantes :

1° Par le sous-acétate de plomb. — Dans un petit matras jaugé de 50-55, on verse 50 centimètres cubes d'urine, puis 5 centimètres cubes de sous-acétate de plomb, on mélange et au bout de quelques minutes on filtre.

Le liquide filtré est introduit dans un tube saccharimétrique de 22 centimètres, ou de 20 centimètres, si on n'en a pas de 22, et on examine au polarimètre à pénombre, et à flamme monochromatique. Le résultat est lu en divisions saccharimétriques et dixièmes de divisions en se servant du vernier (1).

Le nombre de divisions observé, s'il s'agit d'un tube de 22 centimètres est multiplié par 2 gr. 06, et on a le poids de glucose par litre d'urine ; si on s'est servi d'un tube de 20 centimètres, il faut d'abord ajouter au nombre de divisions trouvé, le dixième, pour con-

(1) 100 divisions du saccharimètre doivent correspondre exactement à la déviation d'une lame de quartz spéciale, de 1 millimètre d'épaisseur.

trebalancer l'action de la dilution par le sous-acétate de plomb.

2° Le sous-acétate de plomb, présentant l'inconvénient de ne pas priver l'urine de tous les corps optiquement actifs, et de plus enlevant, même une petite quantité de glucose, selon les conditions de l'opération, a été l'objet de critiques, plus que sévères. On peut le remplacer, mais sans pour cela éviter toutes critiques, par une solution à 30 p. 100 d'acétate neutre de plomb. On opère comme avec le sous-acétate ;

3° Enfin, si les urines renferment des albumoses ou des peptones, qui sont lévogyres et qui ne sont pas précipitées par les solutions plombiques, il faut déféquer l'urine par les sels de mercure, notamment par la solution Patein obtenue avec :

> Azotate acide de mercure . .   20 gr.
> Eau distillée . . . . . .   60 cmc.

on neutralise avec de la lessive de soude, jusqu'à formation permanente d'une petite quantité d'oxyde jaune de mercure et on complète le volume à 100 centimètres cubes avec de l'eau distillée.

Pour défequer une urine, on en prend 50 centimètres cubes, on y verse la solution mercurique, tant qu'il se forme un précipité, puis on verse, goutte à goutte, de la lessive de soude, jusqu'à légère réaction alcaline, on complète le volume à 100 centimètres cubes, on filtre et on examine dans un tube de 20 centimètres doublé de verre parce qu'il serait attaqué par la solution.

Le résultat doit être multiplié par 2, avant que l'on effectue le calcul.

Le tableau ci-dessous permet de simplifier les calculs en remplaçant une multiplication par une lecture directe, ou par une simple addition.

Déviation	Glucose p. 1000	Déviation	Glucose p. 1000	Déviation	Glucose p. 1000	Déviation	Glucose p. 1000
0,0	0.000	»	»	10	20,650	20	41,300
0.1	0,206	1	2,065	11	22,715	21	43,365
0,2	0,413	2	4,130	12	24,780	22	45,430
0,3	0,619	3	6,195	13	26,845	23	47,495
0,4	0,826	4	8,260	14	28,910	24	49,560
0,5	1,032	5	10,320	15	30,975	25	51,625
0,6	1,238	6	12,380	16	33,040	26	53,690
0,7	1.444	7	14,440	17	35,105	27	55.755
0,8	1,652	8	16,520	18	37,170	28	57,820
0,9	1,858	9	18,580	19	39,235	29	59,885

Les exemples suivants montrent comment on peut se servir de ce tableau.

1° Déviation observée (et corrigée s'il y a lieu)$=20^d$, on lit directement 41 gr. 30 par litre.

2° Déviation 10 d. 3 on dit :

$$
\begin{array}{ll}
\text{pour 10 d}\ldots\ldots,\ldots\ldots & \text{20 gr. 650} \\
-\quad\ 0\text{ d. 3}\ldots\ldots,\ldots\ldots & \text{0 gr. 619} \\
\hline
\text{et pour 10 d. 3}\ldots\ldots\ldots & \text{21 gr. 269}
\end{array}
$$

2° *Dosage par réduction de la liqueur tartro-cuprique alcaline.* — Cette méthode est désignée couramment « procédé au Fehling ». Elle est basée sur la propriété que possède le glucose, comme du

reste beaucoup d'autres substances dites « réductrices » de transformer les sels de cuivre au maximum
(ou de cupricum), en sels au minimum ou en oxyde cuivreux (ou de cuprosum). Les sels de cupricum en solution alcaline et tartrique sont d'un beau bleu, lorsqu'ils sont transformés en sels de cuprosum, ils sont
incolores, ou bien encore le cuivre est précipité à l'état
d'oxyde de cuprosum (oxyde cuivreux) qui est rouge et
la liqueur est décolorée. Il y a une corrélation entre la
proportion de glucose mise en jeu, et celle du cupricum transformée en cuprosum. Pour effectuer des dosages, il faut donc employer des solutions cupriques
exactement préparées, et faire agir sur elles, dans des
conditions bien étudiées, et qui doivent autant que
possible être les mêmes, la solution réductrice,
dans la circonstance, le glucose des urines sucrées.

En effet, suivant les conditions dans lesquelles se
produit l'action du glucose, il se forme différents oxydes, voire même de l'oxyde noir de cuivre, ou oxyde
cuprique, et le précipité n'est plus rouge, il est jaune,
jaune brun, noirâtre et même franchement noir.

La liqueur cupro-potassique titrée est préparée
ainsi :

1° SOLUTION CUPRIQUE :

Sulfate de cuivre pur cristallisé ($SO^4Cu, 5H^2O$), 35 gr.
Eau dist. avec qq. gouttes de SO^4H^2 q. s. p., 1.000 cmc.

2° SOLUTION ALCALINE :

Tartrate double de potassium et de sodium (sel de Seignette)..........   175 gr.

Faire dissoudre dans 300 eau chaude et ajouter :

Lessive de soude pure à 36° B^c......   300 cmc.

mélanger, et après refroidissement compléter le volume de 1.000 centimètres cubes avec de l'eau distillée.

Ces deux solutions, placées séparément dans des flacons jaunes bien bouchés, peuvent se conserver presque indéfiniment. Le liquide réductible devant servir, soit à une recherche qualitative, soit à un dosage, se prépare extemporanément, en mélangeant volumes égaux de ces deux solutions.

Si la liqueur cuprique est faite avec du sulfate de cuivre pur, que l'on trouve dans le commerce et qui renferme 99 à 99, 5 de sel chimiquement pur (25,2 à 25,35 de cuivre métal) ; un mélange de 10 centimètre cubes de cette liqueur cuprique, et de 10 centimètres cubes de liqueur tartro-alcaline, est complètement décoloré à l'ébullition par 0 gr. 05 de glucose, lorsque celui-ci se trouve dissous dans 5 à 10 centimètres cubes d'eau ; et qu'il est versé lentement, de façon à ne pas laisser la température s'abaisser. Du reste, il y a lieu de vérifier, lorsqu'on vient de le préparer, le titre du réactif cupro-tartrique. Jadis on préparait à cet effet une solution de 1 gramme de sucre interverti dans 100 centimètres cubes d'eau, au moyen de 0 gr. 95 de saccharose pur, qu'on intervertissait par ébullition avec une goutte d'acide sulfurique. Aujourd'hui on trouve dans le commerce des produits chimiques, du glucose cristallisé, chimiquement pur, on en dessèche une certaine quantité dans le vide sec, on en pèse 1 gramme que l'on fait dissoudre dans 100 centimètres cubes d'eau distillée.

10 centimètres cubes de solution cuprique, mélangés à 10 centimètres cubes de solution tartro-alcaline, doivent être décolorés d'une façon complète, à l'ébullition, par 5 centimètres cubes de solution glucosique à 1 p. 100. Cette solution étant placée dans une burette divisée en dixièmes de centimètres cubes, et étant versée, lentement, et goutte à goutte dans le mélange cuprique bouillant.

Ceci étant établi, comme on a dû faire d'abord le dosage du sucre au polarimètre, il est facile de faire une dilution de l'urine, telle, que la proportion de sucre par litre du mélange dilué, soit comprise entre 5 et 10 grammes.

On prend donc en conséquence 10, 20, 30, 40 ou 50, etc., centimètres cubes d'urine, on ajoute 1. 2, 3, 4 ou 5, etc. cmc. de sous-acétate de plomb, et on complète le volume à 100 centimètres cubes avec de l'eau distillée. Après mélange et repos de quelques minutes, on filtre.

Le liquide filtré est introduit dans une burette graduée (burette de Gay-Lussac, burette de Mohr). D'autre part, dans un ballon à col court, on verse 10 centimètres cubes de liqueur titrée cuprique, plus 10 centimètres cubes de liqueur tartro-alcaline, que l'on porte à l'ébullition, et on y verse goutte à goutte le liquide de la burette, jusqu'à ce que la décoloration soit complète, et même que la teinte du liquide qui surnage le précipité rouge, lourd, qui se forme à mesure, soit légèrement jaunâtre, et dépourvu de teinte verdâtre.

La quantité de liqueur sucrée employée renferme 0 gr. 05 de glucose, on note exactement ce volume N, et on calcule la quantité de glucose par litre de la façon suivante :

$$\text{Glucose par litre} = \frac{50}{N}$$

En effet, si N cmc. renferment 0,05 de glucose

$$1 \text{ cmc. renfermera } \frac{0,05}{N}$$

$$\text{et } 1.000 \text{ cmc. renfermeront } \frac{0,05 \times 1.000}{N} = \frac{50}{N}$$

Il y aura, maintenant, à tenir compte de la dilution, de la façon suivante :

Si on a étendu :

10 cmc. d'urine à 100 cmc. on multipliera par	10
20 — — —	5
30 — — —	3,33
40 — — —	2,50
50 — — —	2

Si au contraire, étant donnée la petite quantité de sucre, il n'a pas été nécessaire de diluer l'urine, et que cependant, on ait été obligé de la déféquer avec 10 p.100 de sous-acétate de plomb, il faudra ajouter au chiffre obtenu, son dixième, à cause de la dilution.

Exemple : Une urine examinée au polarimètre a indiqué 25 grammes de sucre par litre, on est conduit pour effectuer le dosage par la liqueur cuprique, d'étendre cette urine au cinquième, ce qui ferait 5 grammes par litre, ou au tiers ce qui ferait 8 gram-

mes et une fraction par litre ; on peut dans ce cas
adopter la dilution à 30 p. 100. On met donc, dans un
matras jaugé de 100 centimètres cubes, 30 centimètres
cubes d'urine, 3 centimètres cubes de sous-acétate de
plomb, on mélange et on complète le volume à
100 centimètres cubes, après quelques minutes on
filtre. Le liquide filtré est introduit dans la burette et
on verse ce liquide dans le mélange cupro-tartrique
exactement mesuré et bouillant, jusqu'à fin de réaction. Soit 6 cmc. 6, la quantité nécessaire. Nous cal-
culerons que la teneur en glucose dans cette urine
ainsi diluée sera de :

$$\frac{50}{6,6} = 7 \text{ gr. } 57.$$

et pour tenir compte de la dilution à 30 p. 100, il faudra multiplier cette quantité par 3,33 et on aura :

$$7 \text{ gr. } 57 \times 3,33 = 25 \text{ gr. } 20 \text{ par litre.}$$

Ce procédé de dosage exige une certaine habitude
et une pratique continue, et les débutants échouent
assez fréquemment. De plus, il est très difficile d'opérer à la lumière artificielle, aussi nous utilisons con-
curremment à cette méthode, celle modifiée par Causse
et Bonnans, qui consiste à ajouter à la liqueur cupro-
tartrique, du ferrocyanure de potassium, et à considérer
la réaction comme étant terminée lorsque après décoloration du mélange, *la liqueur étant absolument
limpide, une goutte de liqueur sucrée fait apparaître brusquement un trouble grisâtre.*

Voici du reste le mode opératoire complet :

On place dans le ballon à réaction 10 centimètres

cubes de solution cuprique, 10 centimètres cubes de
solution tartrique et 5 centimètres cubes de solution
de ferrocyanure de potassium à 5 p. 100. On porte à
l'ébullition et au moyen de la burette graduée on
verse le liquide sucré (urine suffisamment étendue et
déféquée au sous-acétate de plomb).

On verse le liquide, demi-centimètre cube par demi
centimètre cube, en reportant chaque fois le ballon au
dessus de la flamme pour provoquer l'ébullition. Lorsque la liqueur est devenue jaune et limpide, on continue à verser la liqueur sucrée, mais deux gouttes par
deux gouttes, en retirant du feu chaque fois, et en
refaisant bouillir, puis les affusions ne doivent plus se
faire dans les mêmes conditions, que par goutte isolée,
jusqu'à ce qu'une goutte étant projetée, le liquide se
trouble ; alors on ne porte plus le ballon sur le feu, et
on voit très rapidement le trouble du liquide augmenter,
il prendra une teinte feuille morte, puis donnera par
refroidissement un précipité grisâtre. C'est la fin de
l'opération. La réaction réductrice n'est pas la même
que pour décolorer le réactif cuprotartrique seul, aussi
le coefficient n'est-il pas le même ; ainsi, tandis qu'il
faut 0 gr. 05 de glucose pour arriver avec le même
réactif sans ferrocyanure, à complète décoloration,
lorsqu'on ajoute les 5 centimètres cubes de ferrocyanure de potassium à 5 p. 100, il n'en faut plus que
0 gr. 041.

Dans ces conditions, la base du calcul n'est pas la
même, on remplace le nombre 50 par 41, c'est-à-dire
que l'on calcule ainsi. N étant le volume de liquide
sucré employé : Glucose par litre $= \dfrac{41}{N}$.

Comme dans le mode opératoire précédent, on fera les calculs afférents au degré de dilution.

Il est des cas où les urines se décolorent très mal par le sous-acétate de plomb, c'est celui notamment des urines qui sont colorées en vert bleu par suite d'absorption de bleu de méthylène, quand il en est ainsi, après avoir suffisamment étendu l'urine et avoir fait un volume de 100 centimètres cubes dans des proportions connues avec de l'eau distillée, on ajoute 2 à 3 grammes de noir animal pur et sec, en poudre fine, on agite quelques minutes et on filtre. Les premières portions ne sont pas limpides, on les repasse sur le filtre et on obtient un liquide absolument incolore qui se prête très bien au dosage par la liqueur cuprotartrique.

Lorsque la matière sucrée est uniquement due à du glucose, si les opérations de dosage sont bien faites, on doit obtenir des nombres très voisins, différents de moins de 1 gramme par litre. Si on obtient un écart de plusieurs grammes, il y a lieu d'en rechercher les causes. Or, celles-ci peuvent être dues ; le glucose dosé au polarimètre se trouvant être inférieur à celui dosé par liqueur cupro-tartrique, à la présence de principes réducteurs ou non réducteurs *lévogyres*. Parmi les premiers : le lévulose ; parmi les seconds : l'acide β-oxybutyrique, les albumoses ou peptones. Ces derniers peuvent être révélés par le réactif Tanret et l'acide β-oxybutyrique par le perchlorure de fer. Si donc, il n'y a ni acide β-oxybutyrique, ni albumoses, la différence doit être attribuée à la présence de *lévulose*. Enfin, il peut y avoir de l'*alcaptone* ou *acide homogentisique* qui est un corps puissamment réducteur et sans action sur la lumière polarisée. Cet *acide homogentisique* $C^6H^3,OH_1,CH^2COOH_2,OH_4$ réduit à froid l'azotate d'argent ammoniacal, ce que ne fait pas le glucose. Ce produit, lorsqu'il existe dans les urines, se colore fortement en brun au contact de l'air, lorsque l'urine est alcalinisée, ou mieux en rouge, lorsqu'on agite cette urine avec de l'oxyde puce de plomb, après addition d'un peu de lessive de soude. Après quelques secondes d'agitation, on filtre (Denigès).

L'*alcaptone* est infermentescible.

La présence de saccharose, qui ne pourrait être qu'accidentelle, aurait eu pour effet de fournir un chiffre polarimétrique supérieur à celui obtenu par le réactif cuprique.

DE L'ORIGINE DU GLUCOSE URINAIRE ET DE SA SIGNIFICATION

Le *glucose* provient en grande partie des aliments, où il existe, en nature fort souvent, ou ce que l'on peut aussi désigner par l'expression de « en puissance », ce qui veut dire qu'il peut facilement prendre naissance, par suite du dédoublement de corps plus complexes saccharides, glucosides, amidons et autres hydrates de carbone complexes. Ce *glucose* absorbé, passe dans le foie où il s'emmagasine à l'état de *glycogène*, ou amidon animal, lequel glycogène sous l'influence du ferment hépatique, se transforme peu à peu, au fur et à mesure des besoins en *glucose*, qui passe dans le torrent circulatoire, où il doit être complètement trans-

formé en eau et acide carbonique finalement, et tran-
sitoirement aussi en matières grasses.

Voici l'état normal, l'état d'équilibre.

L'état anormal peut résulter de ce que :

1º La quantité de *glucose* (ou d'aliments où il se
trouve en puissance) est disproportionnée avec les
besoins de l'économie.

2º Le ferment hépatique peut, par suite d'une certaine suractivité, fournir au sang plus de glucose qu'il
ne lui en faut.

3º Dans le sang, ce *glucose* n'est pas entièrement
brûlé, ou transformé en corps gras.

Que ce soit l'une de ces trois causes, que ce soit leur
superposition, le sang se trouve, soit momentanément,
soit d'une façon permanente, renfermer des excès de
glucose, et celui-ci passe dans les urines.

Le *glucose*, lorsqu'on le constate nettement dans
les urines, et quoiqu'on le désigne souvent par *glucose
diabétique*, ne doit pas faire dire, dans tous les cas, que
la personne qui a émis l'urine soit *diabétique*. C'est
un *glucosurique*. Un *diabétique* est, ou n'est pas
même, quelquefois, un glucosurique, il peut être un
phosphaturique, mais son urine présente d'autres
caractères généraux et particuliers, sur lesquels nous
serons obligé de revenir un peu plus tard.

La présence du *glucose* dans les urines est chose
assez fréquente, chez les adultes principalement. Chez
ceux même, qui sont en état de santé, et qui consom-
ment de grandes quantités de sucre ou féculents, pouvant donner après digestion du *glucose*, ne brûlent
pas, par suite d'exercice insuffisant, ces hydrates de
carbone. Ces personnes rejettent le *glucose* excédant

par les urines. Il s'agit dans ce cas d'une glucosurie
alimentaire, souvent passagère et dans tous les cas
peu intense.

Dans l'arthritisme, sous ses différentes manifestations, en même temps que l'hyperacidité qui est
constante, et qui est une gêne pour les combustions
intraorganiques, on observe assez souvent la présence
de petites quantités de sucre dans les urines, 2 à 5
grammes par vingtquatre heures.

Ce sucre, du reste, ne se rencontre le plus souvent
que dans les urines de la matinée, les urines de la
nuit n'en contiennent pas. Toutefois après des excès
d'alimentation sucrée, de la glucosurie alimentaire
vient se greffer sur cette glucosurie arthritique, et
alors, pendant des périodes plus ou moins longues, de
deux à dix jours, et tant le jour que la nuit, les
urines renferment du sucre, mais en quantité très
variable.

Un tel état, qui fréquemment est accompagné de
troubles généraux heureusement passagers, tels que
fatigue générale, affaiblissement de la vision, fatigue
cérébrale et incapacité à tout travail intellectuel pour-
suivi, préoccupe beaucoup les malades, et le véritable
·diagnostic ne peut être fait qu'en suivant le malade
pendant quelque temps et en examinant ses urines,
très sérieusement, à des courts intervalles. Dans ce cas
même, le médecin devrait attirer spécialement l'attention du chimiste sur la recherche du sucre.

La mise à un régime normal, un peu sévère, ou surtout une médication antiarthritique appropriée, fait
rapidement disparaître le sucre des urines, sinon d'une
façon absolue, tout au moins il le réduit à l'état où on

ne peut que le constater sans pouvoir le doser avec exactitude, c'est-à-dire, aux environs de 1 gramme par litre.

Pour élucider ces différents cas de glucosurie, il faudrait analyser plusieurs jours de suite les urines du malade et pouvoir examiner séparément les urines du jour et celles de la nuit.

§ III. — DE L'ACÉTONE, DE L'ACIDE β-OXYBUTYRIQUE
ET DE L'ACIDE DIACÉTIQUE DANS LES URINES.

Les urines qui se colorent en rouge plus ou moins intense par le perchlorure de fer renferment le plus souvent de l'*acétone* CH^3,CO,CH^3, de l'*acide diacétique* ou acétylacétique $CH^3,CO,CH^2,COOH$ et de l'*acide β-oxybutyrique* $CH^3,CH(OH),CH^2,COOH$. Ces trois corps semblent provenir de la destruction spéciale et accidentelle de certains produits amidés ayant eux-mêmes l'albumine pour origine, par exemple l'*acide β-aminobutyrique* $CH^3,CH(AH^2),CH^2,COOH$.

Ces corps ne sont pas à proprement parler des toxiques, mais l'accumulation dans le sang de ces acides peut modifier la réaction du sérum sanguin, et occasionner des accidents plus ou moins sérieux. De plus, il peut se faire que les accidents soient dus à l'accumulation dans l'organisme de cet *acide β-aminobutyrique*, qui lui est un véritable toxique, dont l'organisme se débarrasserait à l'état d'*acide β-oxybutyrique*, d'*acide diacétique* et d'*acétone*. Ces

10

produits se rencontrent le plus fréquemment dans les urines sucrées.

Sur ces trois corps l'*acide β - oxybutyrique* est fortement lévogyre et cette propriété permet de le doser, il ne possède pas de pouvoir réducteur. L'*acide* pur, pas plus que l'*acétone* pure, ne colorent pas le perchlorure de fer, mais ils sont toujours dans les urines mélangés à l'*acide diacétique*, leur intermédiaire, qui lui, donnant une couleur rouge très accentuée, laisse soupçonner la présence des deux autres.

Lorsque les urines ne sont pas sucrées, on les décolore au noir animal, et on les examine au polarimètre dans un tube de 20 centimètres, une division lévogyre saccharimétrique correspond à 4 gr. 64 par litre d'*acide β - oxybutyrique*.

Si les urines sont sucrées, on dose exactement le glucose par la liqueur cupro-tartrique, et en outre on fait l'examen polarimétrique, et on note la déviation d pour 20 centimètres. D'un autre côté on calcule qu'elle serait la déviation D pour une teneur en glucose égale à celle dosée, en divisant le poids par litre par 2,06. La différence D — d est relative à l'influence exercée sur la lumière polarisée par l'*acide β-oxybutyrique*, ce nombre est multiplié par le coefficient 4 gr. 64 et on a la richesse par litre.

Pour ce qui est de l'*acide diacétique* on ne le dose pas, on estime sa proportion, grande ou faible, par la coloration rouge, intense ou faible, que le perchlorure de fer donne à l'urine. On doit toutefois faire attention que les urines renfermant de l'antipyrine se colorent aussi par le perchlorure de fer, mais la couleur est plus sombre: les phénols et l'acide salicylique donnent aussi des colorations, mais qui sont d'un rouge violacé. Il n'y a que l'acide acétique qui pourrait donner une couleur analogue.

La couleur rouge produite par le perchlorure de fer, dans une même urine, renfermant de l'acide diacétique, disparaît quand on chauffe, et si l'urine a été chauffée avant d'être traitée par le sel ferrique, on n'obtient pas de coloration.

L'*acétone* peut exister à l'état de traces dans des urines normales, il n'y a donc lieu de ne signaler sa présence que lorsque la proportion est assez forte pour que la chose devienne anormale, qu'il y ait en un mot acétonurie. L'*acétone* du reste, n'est pas un corps réducteur, ni actif sur la lumière polarisée. Son odeur est forte et aromatique.

Les deux procédés suivants permettent de trancher la question de savoir s'il y a ou non *acétonurie*.

a) *Méthode Legal*. — On prend 5 centimètres cubes d'urine, on y ajoute quelques gouttes de solution récente de nitroprussiate de soude, puis un peu de lessive de soude, et enfin un excès d'acide acétique pour saturer la soude.

Si l'urine renferme de l'*acétone* en quantité notable, il se produit une coloration rouge violacé.

b) *Méthode Denigès*. — On prend 10 centimètres cubes d'urine, on y ajoute 10 centimètres cubes de sulfate mercurique acide *préparé avec* :

Oxyde rouge de mercure....... 5 gr.
Acide sulfurique pur.......... 20 cmc.
Eau distillée Q. S. P.......... 100 —

Le mélange d'urine et de réactif est bien agité laissé en contact pendant trois minutes, puis filtré dans un tube à essais. On porte le tube dans un bain d'eau bouillante, et si entre une et quatre minutes, le liquide se trouble, ou s'il se forme un précipité blanc, l'urine peut être déclarée renfermer de l'*acétone à dose anormale*.

Si on voulait rechercher *des traces d'acétone* dans une urine, on en distillerait 100 centimètres cubes de façon à recueillir 20 centimètres cubes avec lesquels on ferait les réactions ci-dessus. On pourrait déceler ainsi jusqu'à 0 gr. 10 d'*acétone* par litre.

Pour doser l'*acétone*, on peut opérer colorimétriquement. Pour cela, après avoir déféqué l'urine par 1/10 de sous-acétate de plomb, on en prend 6 centimètres cubes, on ajoute 1 cmc de solution de nitro-prussiate de soude, 0 cmc. 5 de lessive de soude et 2 centimètres cubes d'acide acétique au tiers. Le tube étant plongé dans l'eau froide, pour éviter l'élévation de température, ce qui aurait pour résultat d'atténuer la coloration. On refait une opération analogue au moyen d'une solution titrée et aqueuse d'acétone à raison de 0 gr. 50 pour 110 centimètres cubes. La solution est faite dans 110 centimètres cubes pour tenir compte, dans l'étalon, de la dilution de l'urine avec 1/10 de sous-acétate de plomb.

Au bout de quelques minutes on compare les colorations des deux liquides au colorimètre, la seconde solution servant d'étalon, en tenant compte de ce fait, que lorsque les colorations sont d'égale intensité, les quantités d'acétone sont inversement proportionnelles à l'épaisseur des couches traversées par la lumière.

On peut donc faire usage pour cela d'un colorimètre quelconque, on peut également se servir du petit colorimètre le « simplex » que nous avons fait construire pour ces genres de déterminations colorimétriques.(1) Il consiste essentiellement en deux tubes cylindriques, en verre, à fond plat, et ils portent gravés sur le verre des divisions en millimètre. Ces deux tubes sont logés dans une petite boîte en bois sans fond. On place dans l'un des tubes une certaine épaisseur du liquide le plus coloré, par exemple 10 millimètres et dans le second tube on fait couler au moyen d'un tube effilé, le second liquide coloré, jusqu'à ce que, en regardant par dessus une feuille de papier blanc, bien éclairée et inclinée à 45°, on observe l'égalité des teintes. On enlève alors les tubes, on lit la hauteur des liquides et on fait les calculs.

Supposons que la hauteur dans le tube témoin à 5 p. 1.000 d'*acétone*, soit de 10 millimètres et représentons par h la hauteur en millimètres du liquide à doser dans le second tube.

En appelant x la quantité d'acétone par litre d'urine nous avons :

$$\frac{10}{h} = \frac{x}{5\,\text{gr.}}$$

$$\text{et} \quad x = \frac{50}{h}$$

(1) Bulletin des Travaux de la Société de Pharmacie de Bordeaux 1906.

10.

CHAPITRE VIII

Recherche des pigments urinaires et de leur signification. Urines purulentes et urines chyleuses.

§ I. — Des matières biliaires.

La *bile*, qui est secrétée par le foie, ne passe pas directement dans les urines, ce ne sont que certains principes que cette bile renferme, qui, étant résorbés par le sang, traversent le filtre rénal, et donnent aux urines les caractères et les propriétés qui font déclarer que les *urines* sont *ictériques* ; on dit alors qu'il y a *cholurie*.

Les *principes biliaires* les plus importants, ceux qui sont susceptibles de se retrouver dans les urines *ictériques*, sont les pigments *bilirubine* et *biliverdine*, et les sels biliaires *glycocholate* et *taurocholate* de soude.

La *bilirubine* $C^{32}H^{36}A^4O^6$ ou *hématoïdine*, est un corps jaune rougeâtre, insoluble dans l'eau pure, mais se dissolvant dans l'eau alcaline. La *bilirubine* est soluble, en revanche, dans le chloroforme, tandis que ses combinaisons alcalines y sont insolubles. Pour enlever cette substance à l'urine par le chloroforme, il faut donc la mettre en liberté, en acidulant l'urine. Elle forme avec les oxydes alcalino-terreux une combinaison, qui est tout à la fois insoluble dans l'eau et dans le chloroforme.

La *bilirubine* donne par oxydation de la *biliverdine* qui n'est autre chose que de l'*oxybilirubine*.

La *biliverdine* $C^{32}H^{36}A^4O^8$ est une substance verte, elle est insoluble dans l'eau, l'éther et le chloroforme, mais soluble dans l'*alcool*. Elle se dissout aussi dans les alcalis dilués, et en est précipitée par les alcalino-terreux : sels de calcium, de baryum, de strontium, en se combinant à la chaux, la baryte, la strontiane. Elle est précipitée également à l'état insoluble par les acides (HCl, par exemple) et si on traite par l'alcool, celui-ci la dissout en se colorant en vert.

Les acides des *sels biliaires* sont : l'*acide glycocholique* $C^{26}H^{43}AO^6$ et l'*acide taurocholique* $C^{26}H^{45}ASO^7$.

Ces acides sont peu stables, chauffés avec des alcalis, ils se décomposent en *acide cholalique*. De plus, le premier donne du *glycocolle* et le second de la *taurine*.

L'*acide cholalique* donne avec des traces de sucre, ou de furfurol, et de l'acide sulfurique, une belle couleur violette (réaction de Pettenkoffer).

Les urines renfermant des *matières biliaires*, c'est-à-dire les urines *ictériques*, possèdent une coloration jaunâtre et verdâtre, tout à la fois. Lorsqu'on agite ces urines, il s'y forme une mousse, assez persistante, qui est colorée en jaune. Le papier à filtrer est également coloré en jaune. Lorsqu'on ajoute dans ces

urines quelques gouttes d'acétate de plomb, le précipité qui se forme est nettement coloré en jaune.

L'absorption de certaines substances, telles que la
santonine, la rhubarbe et le séné, colore également
les urines en jaune foncé. Il y a aussi des urines très
chargées, qui sont très colorées par des pigments normaux de l'urine. Il ne faut donc pas conclure à la présence de la *bile*, sans avoir très nettement caractérisé :
soit les *pigments*, soit les *sels biliaires*. Les *urines
biliaires* se conservent généralement assez longtemps.

Les procédés pour rechercher tant les *pigments* que
les *sels biliaires* sont très nombreux, les uns ne présentent pas une grande sensibilité, aussi ne donnent-
ils des résultats positifs, que lorsque les pigments se
trouvent dans l'urine, dans des proportions qui doivent
atteindre presque le vingtième de celles que l'on rencontre dans la bile elle-même, tel est le cas de la réaction dite de Gmelin ; c'est-à-dire que si la bile se
trouvait directement mélangée à l'urine, il y en aurait
50 centimètres cubes par litre. En revanche, il en est
d'autres beaucoup plus sensibles, et qui accusent nettement un centième (10 centimètres cubes de bile par
litre), en opérant sur une petite quantité d'urine ; ou
une quantité beaucoup plus faible encore si on peut
opérer sur une importante quantité de ce liquide. Nous
ne croyons pas utile de rapporter tous les procédés qui
ont été décrits, que nous avons expérimentés lors de
leur publication, et que nous avons abandonnés, pour
nous cantonner dans trois expériences, l'une, celle de
Gmelin qui n'est probante que dans le cas des urines
fortement *ictériques*. Celle à l'iode, qui sert de con-

trôle, et qui est peut-être un peu plus sensible ; enfin, une méthode mixte basée sur la précipitation des pigments, leur mise en liberté, l'oxydation de la *bilirubine* pour la transformer en *biliverdine* et l'enlèvement de ce dernier corps par l'alcool concentré.

1° *Réaction dite de Gmelin.* — Il s'agit de refaire d'une façon spéciale la réaction à l'acide azotique que nous avons indiquée, comme étant un des essais qualitatifs préliminaires à faire sur les urines.

Toutefois, il y a lieu de prendre de l'acide azotique pur, que l'on additionne, pour une quantité de 5 centimètres cubes, et au moment même de faire l'expérience, d'azotite de potassium, et cela gros comme une tête d'épingle ou comme un grain de moutarde, c'est-à-dire un tout petit fragment de cristal. La dissolution est immédiate, l'acide devient légèrement nitreux, et c'est lui que l'on verse au moyen de la pipette effilée au-dessous de l'urine.

Au bout d'un moment, on observe la succession des teintes, celle qui est caractéristique, c'est la formation de l'anneau *vert bleu* compris entre un anneau rouge ou rouge jaunâtre inférieur, et un anneau vert jaunâtre ou jaune supérieur. L'anneau vert est dû à la transformation par l'acide nitreux de la *biliburine* en *biliverdine.*

2° *Réaction à l'iode.* — Dans deux tubes à essais, on introduit 10 à 12 centimètres cubes d'urine filtrée. Dans l'un des tubes, on ajoute cinq gouttes de solution décinormale d'iode, on mélange et on compare ensuite la coloration obtenue avec celle du tube témoin. Dans le cas de *bile,* la teinte verdâtre doit être nettement accentuée. Elle résulte de l'oxydation par l'iode de la *bilirubine* et sa transformation en *biliverdine*.

3º *Réaction par isolement dans l'alcool de la biliverdine*. — On verse dans un verre 5 centimètres cubes de solution d'acétate de baryum à 10 p. 100, puis 20 à 25 centimètres cubes d'urine. Les urines ordinaires donnent un produit laiteux légèrement jaunâtre, les *urines ictériques* un produit laiteux jaune verdâtre, et on laisse déposer. Si l'on peut, on attend une heure, puis on décante avec soin le liquide qui surnage le dépôt, que l'on laisse dans le verre, on y verse dessus cinq gouttes d'acide chlorhydrique et 10 centimètres cubes d'alcool à 95º. On mélange et on transvase dans un petit tube à essais, que l'on chauffe quelques minutes au bain-marie. Une très petite quantité de bile se révèle par la coloration verte du liquide, coloration que l'on aperçoit surtout, si on regarde dans l'axe du tube, au cas où elle serait très peu intense. Les urines qui ne renferment pas de bile, même celles très colorées, donnent lorsqu'elles sont traitées de la même façon, un liquide incolore. Si on est pressé, on jette le précipité sur un petit filtre sans pli, et on laisse bien égoutter. Le filtre est alors remis dans le verre dans lequel on a fait la précipitation, et on continue l'opération comme ci-dessus, en ajoutant l'acide chlorhydrique, puis l'alcool, et en chauffant.

RECHERCHE DES SELS BILIAIRES. — Les *sels biliaires* ont la propriété de communiquer aux liquides dans lesquels ils sont en dissolution, *une très grande tension superficielle*. Cette propriété a été utilisée par *Hay* pour leur recherche dans les urines.

On verse dans un verre conique environ 20 centimètres cubes d'urine et on fait tomber à la surface une
pincée de fleur de soufre. Dans le cas de la présence de
sels biliaires le soufre s'étale immédiatement à la
surface, pour former un voile léger, et peu de temps
après, on le voit tomber et gagner le fond du verre. Une
urine normale ne donne pas lieu à ces phénomènes,
le soufre reste sans s'étaler et ne tombe au fond du
vase qu'au bout d'un temps assez long.

Lorsque cette réaction, très simple, est *positive*, il
y a lieu de rechercher par la réaction de Pettenkoffer,
les *acides biliaires*. Voici comment nous opérons :
Evaporer 10 centimètres cubes d'urine assez rapidement, avec un peu de sable dans une capsule, presque
à siccité. Le résidu est délayé dans 10 centimètres cubes
d'alcool et on continue à chauffer au bain-marie, en
remuant continuellement. On ajoute une *trace*, gros
comme un grain de millet, de sucre ordinaire, puis on
laisse refroidir et on filtre. Le liquide alcoolique qui
contient les acides biliaires, est évaporé jusqu'à réduction à quelques gouttes, au bain-marie, et dans le
résidu on plonge un petit morceau de papier filtre
blanc, qui s'imbibe et absorbe tout le liquide. On continue à chauffer jusqu'à ce que le papier soit sec, on
l'étale sur une lame de verre, et on y promène un agitateur de verre préalablement trempé dans de l'acide
sulfurique. Dans le cas de présence de sels biliaires
dans l'urine, il se produit une coloration d'un beau
violet, à tous les endroits touchés par l'acide.

Toutes les expériences dites de « Pettenkoffer »,
faites sur l'urine elle-même, ne donnent que des résultats trompeurs, et ne doivent pas être tentées.

SIGNIFICATION DES PRINCIPES BILIAIRES DANS LES URINES.

— La présence des *principes biliaires* dans les urines, la *cholurie*, en un mot, est le résultat de la résorption de la *bile* par le sang. Cette résorption peut avoir plusieurs causes, tout d'abord l'obstruction absolue ou partielle du canal cholédoque occasionnée par des calculs biliaires, des amas de mucus, une compression par tumeur du canal ou par tumeur extérieure. La *bile* ne pouvant plus s'écouler dans l'intestin, il y a rétention, accumulation et absorption par les lymphatiques et introduction dans le sang, et ensuite passage dans l'urine.

§ II. — DES PRODUITS HÉMATIQUES OU SANGUINS.

Les *globules rouges sanguins* ou *hématies*, dont la dimension et la forme sont bien connues, et sur lesquels nous reviendrons à propos de l'examen microscopique des urines, sont formés par un stroma albumineux, imprégné d'une matière colorante rouge intense l'*hémoglobine*. Cette *hémoglobine* est une substance albuminoïde spéciale contenant du fer, c'est une *protéide*, elle est très soluble dans l'eau, ou bien dans un liquide qui n'a pas la tension osmotique du plasma sanguin, elle abandonne. dans de telles conditions de milieu, le stroma des globules, et se dissout dans le liquide ambiant, qu'elle colore plus ou moins fortement.

L'*hémoglobine* a des propriétés optiques qui la font reconnaître. Ainsi une solution examinée au spectroscope présente lorsque l'*hémoglobine* est *oxygénée*, c'est-à-dire à l'état d'*oxyhémoglobine*, deux bandes d'absorption très nettes, que l'on rend bien visibles en examinant les solutions sous des épaisseurs convenables. L'une de ces bandes est située en D, c'est-à-dire dans le jaune, et l'autre, qui est un peu plus large, est située en E, c'est-à-dire dans le vert.

Lorsque l'on fait agir sur ces solutions d'*hémoglobine oxygénée* un corps réducteur : hydrogène, sulfhydrate d'ammoniaque, sulfate ferreux, hydrosulfites alcalins, les deux bandes se réunissent pour n'en former plus qu'une seule située entre D et E dite bande de Stokes.

L'*hémoglobine* est facilement altérable, l'une de ces altérations a pour conséquence de la transformer en *méthémoglobine*, la couleur devient brune, ce corps est ferrugineux et il possède un spectre d'absorption très voisin de celui de l'*hémoglobine*, qu'il n'est pas facile de bien différencier avec les petits spectroscopes à vision directe.

L'*hématine* est encore un produit résultant de l'altération de l'*hémoglobine*, c'est une substance contenant du fer, mais pas de soufre comme les précédentes, elle est insoluble dans l'eau et dans tous les dissolvants généraux, mais l'eau alcaline la dissout, de même que l'alcool contenant des acides ou des alcalis libres. Ses solutions présentent au spectroscope

11

une bande d'absorption entre les raies C et D, c'est-à-dire dans l'orange.

Il existe une combinaison d'*hématine* avec l'acide chlorhydrique, qui cristallise facilement sous forme de cristaux prismatiques tout à fait spéciale *cristaux d'hémine*, dont la formation au microscope permet de faire la diagnose du sang.

L'*hémoglobine oxygénée* ou *réduite*, la *méthémoglobine* et l'*hématine* peuvent se rencontrer dans les urines. Lorsque les globules sanguins sont intacts, qu'on peut les voir au microscope avec leur forme et leur couleur il y a *hématurie*. Si au contraire les globules font défaut et s'il n'y a que l'*hémoglobine* on dit qu'il y a *hémoglobinurie*. Dans tous les cas, les urines qui renferment du sang sont plus ou moins albumineuses. Le sang peut être constaté facilement comme suit.

1º Les urines qui renferment du *sang* sont souvent reconnaissables à l'œil nu, elles possèdent une teinte rosée ou rouge, dans d'autres cas, la teinte est brune foncée ; parfois au contraire, la coloration rosée est si faible, qu'elle se dissimule au milieu des autres pigments colorés de l'urine.

2º On doit immédiatement examiner l'urine au spectroscope, pour voir si elle ne présente pas les bandes d'absorption caractéristiques. Cet examen spectroscopique peut se faire en plaçant l'urine filtrée dans un tube à essais, ou mieux dans un petit flacon carré à faces bien parallèles. Il est des cas où la quantité de *sang* est tellement faible que l'épaisseur dans les tubes ou petits flacons carrés n'est pas suffisante, alors on emploie le stratagème suivant : On choisit un de ces tubes à granules ou pilules à fond bien plat, qu'on trouve facilement dans le commerce, on y met une épaisseur d'urine plus ou moins grande, on enveloppe dans du papier noir et on examine l'urine dans l'axe du tube, en mettant le spectroscope verticalement au-dessus. On tient le fond à quelques centimètres d'une feuille de papier blanc bien éclairée, de façon à réfléter la lumière dans le tube. On peut également faire usage de spectroscopes spéciaux dits à épaisseur variable.

3° Dans un tube à essais, on place de l'urine avec quelques gouttes de lessive de soude et on porte à l'ébullition, l'*hémoglobine* est transformée en *hématine* brune, les phosphates sont précipités et par refroidissement il se forme un dépôt brun rouge, le liquide surnageant étant légèrement verdàtre.

4° On place dans un tube à essais un peu d'urine une dizaine de gouttes de teinture de résine de gaïac et 1 à 2 centimètres cubes d'essence de térébenthine vieille (oxygénée). On agite et il se produit une coloration bleue verdàtre très nette. L'essence remonte à la surface avec une couleur plus accentuée que l'urine sous-jacente. Cette réaction est extrêmement sensible.

5° Lorsque l'on constate la présence de *sang* dans les urines, on doit y déceler toujours la présence d'albumine, ne serait-ce qu'à l'état de traces.

Signification de la présence des produits hématiques dans les urines. — L'*hémoglobinurie*, en l'absence des éléments figurés du sang, s'observe fréquemment dans les fièvres éruptives, les fièvres paludéennes, les

fièvres infectieuses en général ; et dans beaucoup de
cas d'intoxication, par exemple par le phosphore, par
l'hydrogène arsénié, par l'essence de mirbane ou ni-
trobenzène, par l'acide pyrogallique et les autres phénols. L'*hémoglobine* est souvent accompagnée de
méthémoglobine.

L'*hématurie*, c'est-à-dire le cas des pigments avec
les globules, indique le déversement du sang lui-même
dans un point quelconque de l'appareil urinaire. Le
sang peut provenir des *reins*, il n'y en a dans ce cas
qu'une petite quantité, et on trouve au microscope de
petits caillots fibrineux arrondis. qui proviennent des
bassinets, les urines renferment des cylindres rénaux
divers, y compris des cylindres hémorragiques.

Le *sang* peut provenir de la *vessie*. Il y a alors des
caillots assez volumineux, et l'urine est le plus souvent alcaline et purulente.

Le *sang* peut provenir de la *prostate*, comme il
arrive dans des cas d'hypertrophie ou de tuberculose
de cet organe, ou bien par la présence de calculs, dans
ce cas, le sang n'apparaît guère que dans les dernières
portions de la miction.

Le *sang* peut provenir de l'*urèthre*. Inversement
au cas précédent, le *sang* n'apparaît qu'au début de
la miction.

Enfin, le *sang* peut être mélangé aux urines,
d'une façon tout à fait accidentelle, par suite d'une
blessure au voisinage des conduits excréteurs ; ou,
chez la femme, par suite de menstrues ou de métror-
rhagie.

§ III.— Des pigments anormaux autres

que les pigments biliaires et hématiques.

Sous le rapport des *pigments*, la science urologique n'a certes pas dit son dernier mot. La raison est,
que ces *pigments* sont très nombreux, beaucoup
existent en très petite quantité. Dans certains cas,
les uns font pour ainsi dire défaut tandis que dans
d'autres cas, leur quantité est exagérée. Il doit en
exister qui, n'ayant pu être isolés à l'état de pureté,
n'ont pas pu être étudiés suffisamment. Si dans des
cas normaux, tous les pigments peuvent exister, ne
serait-ce qu'à l'état de traces, dans un état anormal,
quelques-uns, généralement tout un groupe, augmentent dans une notable proportion.

A cela, il y a lieu d'ajouter que si ces principes colorés, existent quelquefois dans l'urine au moment de
l'émission, d'autres fois aussi, l'urine fraîchement
émise ne renferme que des *chromogènes* qui par la
suite s'oxydent, se transforment, se métamorphosent
en donnant naissance à de nouveaux composés. Il est
un fait positif, c'est que la couleur des urines se modifie et que: six, douze ou vingt-quatre heures après
l'émission, s'il y a des urines qui ne changent pas de
couleur, il en est d'autres qui foncent, rougissent,
bleuissent, noircissent, etc.

Ce que nous venons de dire suffit pour expliquer la
difficulté de traiter à fond un tel sujet, et l'impossibi-

lité de tirer d'une façon absolue, des renseignements cliniques de la majeure partie des constatations que l'on peut faire à propos des pigments urinaires, autres que ceux dont nous avons déjà parlé, c'est-à-dire les *pigments biliaires* proprement dits, et les *pigments hématiques* provenant directement du sang.

Puisque nous venons de prononcer le mot *sang*, hâtons-nous de dire que la majeure partie des *pigments colorés* proviennent des modifications de différente nature que peut éprouver le pigment rouge sanguin l'*hémoglobine*, qui peut perdre son fer et engendrer des composés colorés divers. Les *chromogènes* des autres *pigments* ont eux des origines diverses, et s'ils dérivent de l'*hémoglobine* comme point de départ, ce n'est que par une suite très complexe de réactions analytiques et synthétiques.

Nous allons nous borner à parler ici, des deux principaux pigments normaux de l'urine, puis nous parlerons de l'*urobiline* et des *chromogènes* que l'on peut appeler *indican urinaire* et *chromogène scatolique*, les seuls qui soient intéressants relativement aux recherches cliniques, à l'heure actuelle.

La coloration jaune plus ou moins foncée des urines normales est due à deux *pigments colorés* principaux, l'*urochrome* et l'*uroérythrine* et à des *pigments* secondaires, l'*hématoporphyrine* notamment, puis à des traces d'*urobiline*.

a) L'*urochrome* est une matière *jaune* soluble dans l'eau, mais insoluble dans les autres dissolvants généraux, c'est un produit azoté non ferrugineux. Il est précipité dans les urines par les sels de plomb, les sels mercuriels (acétate ou sulfate), l'azotate d'argent.

De ce fait l'urine est décolorée. Examinées au spectroscope ses solutions ne donnent aucune bande d'absorption, et en outre, le chlorure de zinc ammoniacal ne produit pas de fluorescence. Ces propriétés réactives positives ou négatives sont utiles à connaître, pour expliquer l'utilité de certaines opérations préalables, relativement à la recherche des constituants normaux ou anormaux.

b) L'*uroérythrine* est la matière colorante *rouge* des urines, elle n'existe parfois qu'en très faible quantité ; mais dans d'autres cas, par exemple, à la suite d'un travail musculaire plus fort que de coutume, d'un excès d'aliments carnés, d'un excès de boissons spiritueuses, il y a surproduction de cette *uroérythrine.* Ce corps est peu soluble dans l'eau et dans l'urine, aussi dès qu'il est en excès, c'est-à-dire en quantité dépassant des traces, il se dépose avec les sédiments, s'il s'en forme, en les colorant en *rouge brique foncé,* ou bien il vient tapisser les parois des vases renfermant l'urine, et quelquefois il forme à la surface, des plaques colorées en rouge orangé. Chez les arthritiques, il y a presque toujours surproduction de ce pigment rouge, aussi les urines sont-elles jaunes rougeâtres, et si elles déposent, les dépôts sont rouge brique, et si l'acide urique cristallise, il est toujours fortement teinté en jaune rougeâtre.

Comme l'*urochrome,* l'*uroérythrine* en dissolution ne présente pas de bandes d'absorption lorsqu'on l'examine au spectroscope, et elle ne donne pas lieu à fluorescence avec le chlorure de zinc ammoniacal.

L'*uroérythrine* est soluble dans l'alcool amylique et dans les dissolvants : chloroforme, alcool, éther acétique. Ses solutions récentes, qui sont roses ou orangées se décolorent à la lumière et deviennent couleur carmin par l'action de l'acide sulfurique.

Ce produit quoique normal est un signe d'*anomalie* lorsqu'il est en grande quantité, et mérite donc d'être signalé ; mais ce signalement peut s'indiquer, soit par l'expression *excès d'uroérythrine* ou par *sédiments ou dépôt rouge foncé* ou bien encore, *plaques rouges rosées sur les parois du récipient,* et encore *dépôt d'acide urique cristallisé. fortement coloré en jaune rougeâtre ou en rouge.*

c) *Urobiline* ou *hydrobilirubine.* C'est un *pigment* rougeâtre, peu soluble dans l'eau, dans les alcalis, dans les milieux salins comme l'urine, d'où elle est précipitée quand on sature cette dernière par le sulfate d'ammoniaque. Elle est soluble dans l'alcool, l'alcool amylique et le chloroforme. Elle est précipitée quand on défèque l'urine par l'acétate de plomb, ce qu'elle a de commun du reste avec les autres pigments urinaires, mais si les autres sont précipités par le sulfate mercurique, elle reste en solution et peut ainsi être séparée.

L'*urobiline* possède certaines propriétés qui permettent de la reconnaître, même au milieu des autres *pigments.*

1o Les solutions d'urobiline ont la propriété de produire, dans certaines conditions, une fluorescence verte très intense, avec des traces de sels de zinc ;

2o Les liquides, fluorescents ou non, qui en renferment, examinés au spectroscope, laissent voir une bande d'absorption plus ou moins intense.

Recherche dans l'urine. — Quelquefois les urines

à *urobiline* sont très colorées, mais cette forte coloration n'est pas obligatoire, parce qu'il a été démontré
que l'*urobiline* n'existait quelquefois qu'à l'état de
traces au moment de l'émission, et qu'elle se dévelop-
pait au contact de l'air, et de la lumière, par suite de
l'oxydation d'un *chromogène*, qui, lui, est incolore.

Dans certains cas, l'expérience préliminaire avec
l'acide azotique, permet de soupçonner la présence de
l'*urobiline*. L'examen spectroscopique direct de
l'urine est dans le même cas. Cet examen est rendu
beaucoup plus net, si, au préalable, on précipite les
autres pigments par le réactif mercurique de Denigès.
Mais pour caractériser sûrement ce pigment, il faut
produire la fluorescence verte avec le sel de zinc.

Voici en premier lieu, le mode opératoire primitive-
ment indiqué par Grimbert, qui ne donne de résultat
positif, que quand la proportion d'*urobiline* est notable, et de ce fait tout à fait anormale. On chauffe
jusqu'à commencement d'ébullition un mélange de
5 centimètres cubes d'urine, et de 5 centimètres cubes
d'acide chlorhydrique pur, on laisse refroidir et on
agite avec 10 centimètres cubes d'éther. Celui-ci se
sépare, et dans le cas d'une urine à urobiline, il possède une couleur rouge violacé, avec une certaine
fluorescence. On aperçoit plus nettement la couleur,
en regardant dans l'axe du tube, et on peut également
observer par l'examen spectroscopique la bande d'absorption. Les urines ne renfermant pas d'urobiline ne
donnent rien.

Le second procédé de Grimbert est une application
de faits déjà connus, il est beaucoup plus sensible.
Le voici : on prend 20 centimètres cubes d'urine, on y

ajoute 10 centimètres cubes de réactif mercurique Denigès, on mélange, on laisse au repos cinq à six minutes, et on filtre dans un tube à essais. On verse dans
le tube 5 centimètres cubes de chloroforme, et on agite
à nouveau, puis on laisse le liquide se séparer. Le
chloroforme, qui a dissout l'*urobiline* est décanté,
puis filtré dans un tube bien sec, on y ajoute alors
goutte à goutte une solution alcoolique d'acétate de
zinc préparée selon la formule de Roman-Delluc avec :

        Acétate de zinc...   0 gr. 10
        Alcool à 95°.....   100 cmc.
   Acide acétique, quelques gouttes pour rendre limpide.

On verse ainsi cette solution dans le chloroforme,
jusqu'au moment où le trouble qui se forme après
chaque goutte, fasse place à un liquide limpide.Dans le
cas de présence d'*urobiline* dans l'urine, il se produit
une *fluorescence verte*, d'autant plus accentuée que
la quantité est grande.

Dans le cas où on voudrait rechercher le *chromogène* de l'*urobiline*, il faudrait refaire l'expérience
ci-dessus,mais après avoir traité préalablement l'urine,
par quelques gouttes de solution iodo-iodurée, de
façon à oxyder le chromogène. Si l'intensité de la *fluorescence* est notablement supérieure danscette seconde
expérience, à ce qu'elle a été dans la première, c'est
que l'urine renferme le *chromogène* de l'*urobiline*.

SIGNIFICATION DE L'UROBILINE DANS LES URINES. — S'il
n'y en a que des traces, cela ne signifie rien, s'il y en
a de très notables quantités,et d'une façon constante,ce-
la est d'un très fâcheux pronostic. Quand l'*urobiline* se
montre en proportions variables, une certaine incerti-

tude règne sur la signification qu'on doit lui attacher. On s'accorde toutefois à dire que cette *urobilinurie*, indique une insuffisance hépatique, le foie n'étant plus capable de transformer en pigments biliaires ordinaires, les dérivés de l'hémoglobine qui le traversent. Dans des cas de lésions graves du foie, dégénérescence graisseuse ou autre, l'*urobilinurie* devient permanente ; dans les fièvres diverses, dans les cas de résorption de foyers hémorragiques, l'*urobilinurie* est passagère.

d) *Indican urinaire.* — Le produit que l'on désigne vulgairement sous le nom d'*indican*, n'est pas le même corps que celui qui se trouve dans les plantes à indigo et qui fournit cette belle matière bleue. Toutefois, l'*indican urinaire* peut, comme son congénère, donner de l'*indigotine*. Ce faux *indican* est de l'*indoxylsulfate de potassium*, l'*indoxyle* étant un *isomère de l'oxyndol*.

L'*indol*, duquel tous ces corps dérivent, est une substance azotée qui a pour formule C^8H^7A, c'est un corps qui possède une odeur fécaloïde, et qui se produit dans l'organisme, notamment dans la fermentation pancréatique ; il se produit même en d'autant plus grande quantité, que la fonction digestive propre de l'intestin grêle est mal remplie. L'*indol* est résorbé dans l'intestin et oxydé de façon à donner de l'*indoxyle*. Il est enfin éliminé, comme corps inutile, à l'état d'*indoxylsulfate de potasse*, qui, lui, est incolore, c'est un *chromogène de l'indigo*. Il est décomposé par ébullition avec les acides, en acide sulfurique et *indoxyle*.

L'*indoxyle* oxydé par les agents oxydants ordinaires, hypochlorites alcalins, chlore, eau oxygénée, fournit de l'*indigo bleu*, mais il ne faut pas oublier que l'*indigo* est susceptible d'être lui-même décomposé, et, de perdre sa couleur par un excès de ces oxydants.

L'oxydation se faisant quelquefois spontanément dans les urines, au contact de l'air, celles-ci prennent une teinte bleu sale, et laissent déposer des cristaux microscopiques bleu d'*indigotine*.

Recherche de l'indican urinaire. — Voici le procédé que nous employons, et qui nous donne toutes satisfactions.

Prendre 10 centimètres cubes d'urine, on y ajoute 10 centimètres cubes d'acide chlorhydrique pur, puis une goutte d'eau oxygénée. On chauffe très légèrement vers 30° si l'urine est froide. On ajoute quelques centimètres cubes de chloroforme, on agite, sans émulsionner. Par repos, le chloroforme se dépose coloré en bleu par l'*indigotine*, qui y est soluble, dans le cas où l'urine contiendrait de l'*indoxylsulfate de potassium*. Si l'urine contenait des iodures, l'iode mis en liberté aurait coloré le chloroforme en violet ou rouge violacé, mais un petit cristal d'hyposulfite de soude fait disparaître la coloration due à l'iode, pour ne laisser que celle due à l'*indigotine*.

Maillard a conseillé d'opérer sur de l'urine préalablement déféquée par 10 p. 100 de sous-acétate de plomb, et de n'ajouter l'eau oxygénée que si la coloration bleue n'apparaît pas spontanément.

SIGNIFICATION DE LA PRÉSENCE DE L'INDICAN URINAIRE.— Toutes les urines, même normales, renferment des traces d'indican urinaire. Mais la teneur peut varier sous certaines influences qui, du reste, sont des plus variées, alimentation riche, travail musculaire ou intellectuel, mauvaises fermentations intestinales, diarrhée ou constipation.

Il y a lieu de faire de grandes réserves sur tout ce qui a été dit, relativement à l'*indicanurie*, en ce qui concerne ses rapports avec le foie.

e) *Chromogène scatolique.* — Le *scatol* est l'*homologue supérieur* de l'*indol*, il se forme dans l'économie dans les mêmes conditions que lui. On rattache toutefois sa production exagérée et par suite sa résorption (parce que ces deux produits ou leurs dérivés sont généralement rejetés avec les matières fécales) au mauvais fonctionnement du gros intestin. Ce *scatol* résorbé, est éliminé par les urines sous forme de *chromogène*, à un état qui n'est pas encore bien connu.

Lorsqu'on recherche l'*indoxylsulfate de potassium* dans une urine, par la méthode que nous avons indiquée ci-dessus, si par agitation avec le chloroforme et dépôt de ce chloroforme qui est coloré en bleu, l'urine reste colorée en *violet*, c'est qu'il y a des *produits scatoliques* dans l'urine.

§ IV. — DU PUS DANS LES URINES

Le *pus* est principalement formé par des *amas* de *leucocytes* ayant subi des altérations diverses plus ou moins avancées, à tel point, parfois, qu'ils sont méconnaissables au microscope.

Les *urines purulentes* sont souvent louches au moment même de l'émission, elles sont neutres ou ammoniacales, elles contiennent toujours une certaine quantité d'albuminoïdes divers. Elles laissent par repos, un dépôt plus ou moins abondant, blanc laiteux, s'attachant quelquefois au fond des vases.

Pour constater que ce dépôt est du *pus*, on le recueille dans un verre, on y ajoute un excès d'ammoniaque ou de lessive de soude, et on bat le tout au moyen d'un agitateur en verre. Il se forme ainsi une masse filante comme du blanc d'œuf.

L'examen microscopique d'une telle urine, montre la présence de *leucocytes plus ou moins altérés*, et permettra bien souvent, aussi, de dire qu'elle est l'origine du *pus*.

Enfin, il est des cas où l'examen *bactériologique* de ce *pus* est nécessaire, en particulier si on veut y rechercher les *bacilles de la tuberculose*, ou les *gonocoques*.

SIGNIFICATION DE LA PRÉSENCE DU PUS DANS L'URINE. — Le pus se retrouve souvent dans les cas d'inflammation des reins, de la vessie, dans les différentes néphrites, dans la cystite, les inflammations des canaux excréteurs, uretères et urèthre.

§ V. — DES MATIÈRES GRASSES DANS LES URINES LAITEUSES OU CHYLEUSES.

Les urines renfermant des *matières grasses*, qui sont émulsionnées, présentent un aspect *laiteux* plus ou moins prononcé, ou un aspect *chyleux*, ce qui est identique ; elles ne s'éclaircissent pas par le repos, mais à leur surface vient se former une sorte de crème, analogue à celle qui monte à la surface du lait.

Généralement, ces urines qui sont tout à fait anormales, renferment beaucoup d'autres principes anormaux, autres que les corps gras. Lorsqu'en même temps que ces corps gras émulsionnés, il monte à la surface des gouttelettes de graisse liquide, non émulsionnée, on dit qu'il y a *lipurie*, et ce cas se présente quelquefois, après l'absorption exagérée de corps gras.

On peut enlever les corps gras à une urine chyleuse, en l'évaporant avec du sable, et en épuisant le résidu par un dissolvant des corps gras : éther, chloroforme, sulfure de carbone.

Il est plus commode d'épuiser 10 centimètres cubes d'urine dans un tube à épuisement, par un mélange éthéro-alcoolique composé de :

> Alcool à 75°............ 1 partie
> Ether pur à 65°......... 1 partie

On laisse les liquides se séparer, et la partie supérieure, qui renferme les corps gras, est mise à évaporer dans une capsule, et le résidu bien desséché à 100°, est pesé.

La proportion des graisses dans de telles urines est très variable, elle peut aller de quelques grammes à 35 grammes par litre.

Signification des urines laiteuses ou chyleuses. — Si on met à part les cas de *lipurie* résultant d'une absorption trop considérable de graisses, l'élimina-

tion des matières grasses par les urines a été observée dans les maladies calculeuses du pancréas, dans
certaines cystites purulentes, et la dégénérescence graisseuse des reins. Cette anomalie des urines est assez
fréquente dans les pays chauds.

CHAPITRE IX

Examen micro-chimique des dépôts et sédiments urinaires et examen bactériologique spécial. Analyse des calculs urinaires.

§ I. — EXAMEN CHIMIQUE.

Toutes les urines doivent être examinées au microscope, lorsqu'on en demande une analyse complète, même dans le cas où il n'y a pas de dépôt apparent.

Dans le cas d'un dépôt, si celui-ci est abondant, on peut en faire l'*examen chimique*, et y rechercher les corps suivants :

a) Les *urates acides*, ils sont blanc jaunâtre, jaunes ou rouges plus ou moins foncé. Le dépôt chauffé avec l'urine qui l'entoure se redissout pour se reformer par refroidissement. Si on ajoute quelques gouttes d'acide acétique, lorsque le dépôt est redissout, il ne se forme plus de dépôt amorphe, mais au bout de quelques heures, il se dépose des cristaux d'acide urique, que l'on peut reconnaître par la réaction de la murexide, comme nous allons le dire ci-dessous. Ce dépôt est soluble dans les alcalis, dans l'ammoniaque en particulier.

b) Les *phosphates*, ils ne se dissolvent pas en chauffant, mais bien avec quelques gouttes d'acide azotique. Pour caractériser l'acide phosphorique, on place dans

un tube à essais, quelques gouttes de réactif molybdique, puis une goutte de la solution azotique ci-dessus, on chauffe vers 50 à 60°, et il doit se former un
précipité jaune d'acide phosphomolybdique.

c) L'*acide urique*, il se présente parfois à l'état
cristallisé, tantôt à l'état de sable plus ou moins rougeâtre, il est insoluble, ou du moins ne se dissout pas
d'une façon apparente, quand on chauffe le dépôt, ni
quand on le traite par l'acide azotique, et il se dissout
dans un excès d'alcali ou d'ammoniaque. Si on le
chauffe dans une capsule en porcelaine avec quelques
gouttes d'acide azotique, jusqu'à siccité, il fond en se
décomposant et en fournissant un résidu, d'abord
jaune, puis rouge orangé. Si on vient à exposer
ce résidu rouge, bien exempt d'acide azotique, à des
vapeurs d'ammoniaque, ou si on verse une goutte
d'ammoniaque liquide, il se produit une belle coloration pourpre, de purpurate d'ammoniaque. C'est ce
qu'on appelle la réaction de la *murexide*.

§ 11. — EXAMEN MICROSCOPIQUE.

Ces réactions chimiques ne peuvent se faire, par les
procédés que nous venons d'indiquer, que lorsque les
dépôts sont assez abondants. Dans le cas où il n'y en
a qu'une petite quantité, on est obligé d'examiner le
dépôt au microscope, on essaye de reconnaître à leur
forme les différents éléments qui le constituent et on
s'aide, au besoin, de réactifs ou de la chaleur, on peut
faire agir sur les préparations microscopiques : l'acide
acétique, l'acide azotique, les alcalis, les matières colorantes tinctoriales des éléments figurés.

Les dépôts urinaires sont à cet effet recueillis, par repos plus ou moins prolongé de l'urine additionnée d'un antiseptique, dans un verre conique. On décante avec précaution, et on prend une portion du dépôt avec un tube effilé, on en laisse tomber quelques petites gouttes isolées sur des lamelles de verre dites porte-objets, et on monte plusieurs préparations en recouvrant de plaquettes minces, dites couvre-objets, chacune des gouttelettes.

Un autre procédé, consiste à jeter sur un petit filtre sans pli le dépôt, on laisse bien égoutter, on étale le filtre, on enlève avec un fil de platine des portions de dépôt que l'on délaye alors dans des liquides appropriés: eau glycérinée, eau colorée au violet de gentiane, gélatine de Kayser. Cette gélatine de Kayser est préalablement liquéfiée par une douce chaleur ; elle est obtenue avec :

Acide phénique	1
Gélatine blanche	7,20
Eau distillée	41,80
Glycérine	50
Total	100,00

On recouvre toutes ces préparations avec des lamelles. Il peut, dans certaines de ces préparations, se rencontrer des fibres végétales provenant du filtre.

Enfin, s'il n'y a pas de dépôt très apparent, s'il n'y a qu'un trouble dans le fond du verre, on décante, et les quelques centimètres cubes qui restent, on les soumet dans un tube spécial à une bonne centrifugation. Dans le fond du tube se réunissent les sédiments et on en prend avec une pipette très effilée et on fait des préparations comme nous venons de dire plus haut.

Les préparations micrographiques des urines, doivent être examinées à un faible grossissement 60 à 80 diamètres, puis à 300 environ, et enfin à 600 ou 700.

Pour les recherches bactériologiques, et pour reconnaître les formes et les particularités de certains microbes, on doit pouvoir disposer d'un grossissement de 1.000 à 1.200 diamètres, et par conséquent faire usage d'objectifs à immersion.

Les dépôts urinaires peuvent renfermer des corps minéraux amorphes ou cristallins, et des composés organiques divers, des éléments anatomiques, des microbes divers. Enfin, des corps étrangers des plus divers, apportés accidentellement dans les urines, et qu'il faut savoir reconnaître pour ne pas les confondre avec des éléments originaires de l'urine elle-même. L'expérience directe, vaut mieux pour cela que toutes les descriptions.

Nous allons donner la liste des corps principaux que l'on peut ainsi rencontrer, et nous donnerons ensuite pour chacun d'eux les indications nécessaires qui permettent de les caractériser.

1° Acide urique. Urate d'ammoniaque. Urate acide de soude. Oxalate de calcium. Carbonate de calcium. Phosphate neutre de calcium. Phosphate bicalcique. Phosphate ammoniaco-magnésien. Cholestérine. Cystine. Tyrosine. Leucine. Indigotine ;

2° Cellules épithéliales diverses. Cylindres rénaux. Hématies. Leucocytes. Globules graisseux. Spermatozoïdes. Ferments figurés et microbes divers, ainsi que des spores et des mycéliums de moisissure ;

3º Parmi les corps étrangers, citons des fragments de silice (sable), des fragments de verre, des fécules et amidons divers, du lycopode des débris de fibres textiles, coton, laine, poils, etc.

L'examen microscopique des urines exige donc des connaissances générales et une très grande habitude du microscope pour qu'on puisse faire la part, dans ce que l'on voit, de ce qui peut provenir de l'urine elle-même et de ce qui y a été apporté de l'extérieur, accidentellement.

a) *Acide urique.* — Se présente sous des formes

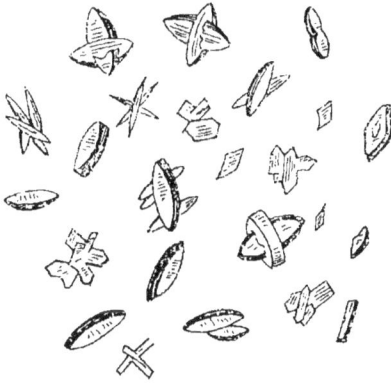

Fig. 7. — Acide Urique.

les plus diverses : tables elliptiques, pierres à aiguiser, soit isolées, soit réunies en rosettes, tables carrées, tables légèrement losangiques.

L'acide urique est le plus souvent coloré en jaune foncé ou en rouge brique par l'uroérythrine. On peut le dissoudre sur la plaquette du microscope par de la soude caustique.

Enfin, on peut avec des traces faire la réaction de la *murexide.*

b) Urate d'ammoniaque. — Se présente sous forme de glomérules brunâtres hérissés de pointes,

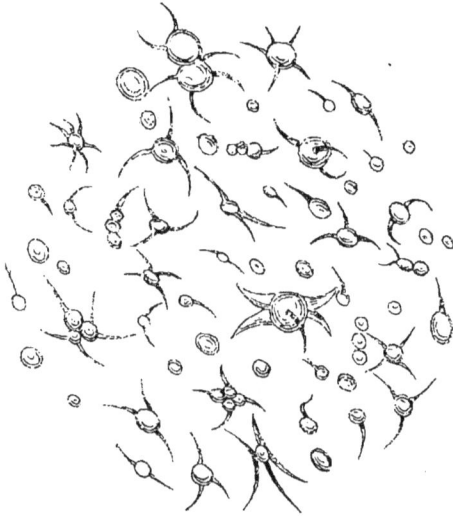

Fig. 8. — Urate d'Ammoniaque.

comme une pomme épineuse. Ces glomérules sont tantôt isolés, tantôt groupés en amas.

L'urate d'ammoniaque se dissout dans les alcalis caustiques et on peut, avec lui, obtenir la réaction de la murexide.

· c) *Urate de soude.* — Se présente le plus souvent sous forme de poussière amorphe, jaunâtre ou rougeâtre, quelquefois sous forme de petites sphères régulières ou de fines aiguilles.

L'urate acide de soude se dissout lorsqu'on chauffe la plaque et on aperçoit fréquemment des cristaux d'acide urique avec lequel il peut être mélangé dans les dépôts.

Le dépôt d'urate peut donner la réaction de la murexide; et on peut après l'avoir dissous et acidulé obtenir des cristaux d'acide urique.

d) *Oxalate de calcium*. — Se présente généralement sous forme d'octaèdres réguliers, ayant l'aspect

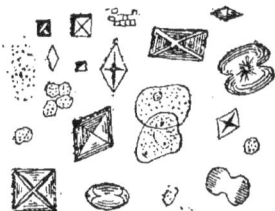

Fig. 9. — Oxalate de calcium.

d'enveloppes de lettres, les dimensions sont très variables, aussi doit-on les rechercher quelquefois avec un grossissement de 600 diamètres. D'autres fois ils sont beaucoup plus volumineux. Ces cristaux sont incolores et très réfringents.

On rencontre parfois l'oxalate de calcium sous forme dite « biscuits », cette forme est plus rare.

L'oxalate de calcium est insoluble dans l'acide acétique et les alcalis, et soluble dans l'acide chlorhydrique.

e) *Carbonate de calcium*. — Se présente sous forme de granulations amorphes ou de petites sphères isolées ou groupées deux à deux, mais peu caractéristiques. Toutefois, ce dépôt se dissout dans l'acide acétique, avec dégagement de bulles d'acide carbonique ce qui permet de le reconnaître.

f) *Phosphate neutre de calcium.* — Se présente sous forme de granulations amorphes, ou de masses granuleuses blanchâtres, ou légèrement colorées par les pigments. Comme le carbonate de chaux, sa forme est peu nette et peu caractéristique, il se dissout dans l'acide acétique, mais sans dégagement de bulles gazeuses. On peut y déceler l'acide phosphorique par le réactif molybdique.

g) *Phosphate bicalcique.* — Se présente en petites aiguilles ayant la forme d'un coin à angle très aigu,

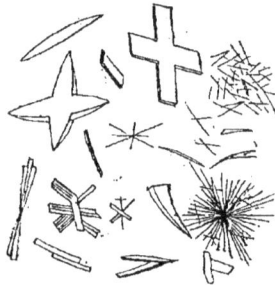

Fig. 10. — Phosphate bi-calcique.

tantôt isolées, tantôt groupées par la pointe autour d'un centre, comme les rayons d'une roue. Les cristaux se présentent également réunis en croix, ils sont blancs, se dissolvent dans l'acide acétique et on peut caractériser l'acide phosphorique par le réactif molybdique.

h) *Phosphate ammoniaco-magnésien.* — Se présente sous la forme de cristaux relativement assez volumineux, constitués par des prismes à base rhomboïdale tantôt courts, tantôt allongés et parmi ces cristaux un grand nombre présentent la forme dite « couvercle de tombeaux ». Le phosphate ammoniaco-magnésien se présente aussi sous l'aspect de feuilles de fougères. Les cristaux prismatiques sont transparents. Ils se forment dans les urines neutres ou ammoniacales.

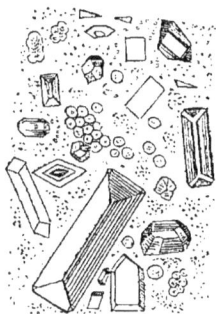

Fig. 11.   Fig. 12.
Phosphate ammoniaco-magnésien.

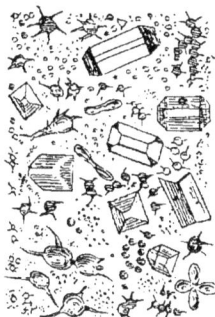

Dans les figures ci-dessus, les cristaux de phosphate ammoniaco-magnésien sont mélangés avec du pus, de l'acide urique et de l'urate de soude (fig. 11) et dans la figure 12, principalement avec de l'urate d'ammoniaque.

Ces cristaux sont facilement solubles dans l'acide acétique. On peut y caractériser l'acide phosphorique par le réactif molybdique.

12

i) *Cholestérine*. — Se présente sous forme de tables rhomboïdales très minces, incolores, un des bords possède fréquemment la forme d'un escalier vu de côté. Cette forme est tout à fait typique.

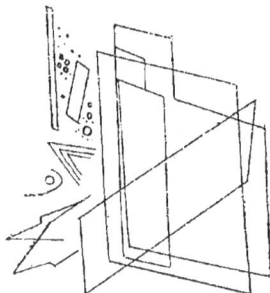

Fig. 13. — Cholestérine.

j) *Cystine*. — Se présente sous forme de lamelles,

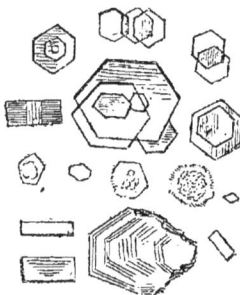

Fig. 14. — Cystine.

ou plaques incolores, de forme hexagonale un peu allongée. Ces lamelles ou cristaux sont très solubles dans l'acide chlorhydrique.

k) *Tyrosine*. — Se présente sous l'aspect d'aiguilles fines très déliées et blanches groupées en faisceaux, en houppes ou en aigrettes.

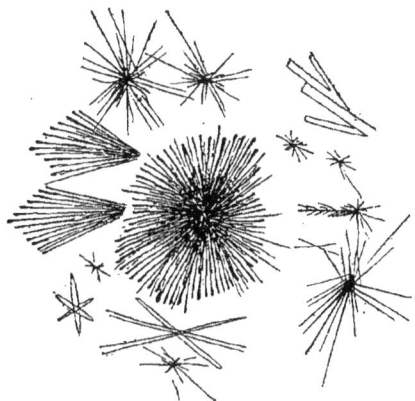

Fig. 15. — Tyrosine.

l) *Leucine*. — Se présente sous l'aspect de petites

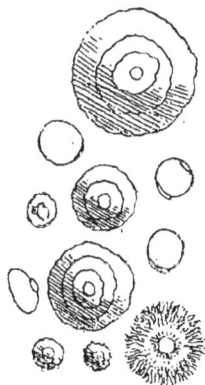

Fig. 16. — Leucine.

sphérules jaunâtres ou jaune verdâtre.

m) *Indigotine.* — Cristaux allongés, noirs, opaques, dont on peut voir un spécimen : Planche générale fig. 32 n° 11.

n) *Cellules épithéliales diverses.* — Elles peuvent provenir soit des reins, soit de la vessie, soit des organes génitaux externes, notamment du vagin.

Les cellules provenant du rein ou du bassinet sont à forme arrondie, elles sont petites relativement aux autres (fig. 17 et 18) renferment un noyau très apparent avec un protoplasma finement granuleux.

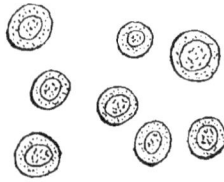

Fig. 17.
Cellules du bassinet.

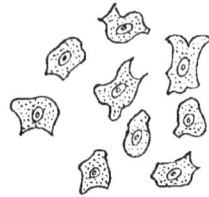

Fig. 18.
Cellules du rein.

Les cellules provenant de la vessie sont de formes différentes, celles de la couche superficielle interne sont larges, pavimenteuses, souvent groupées en formant des amas étalés sous le champ du microscope, elles ont un ou plusieurs noyaux très apparents (fig. 19), les cellules de la couche moyenne présentent une forme ayant un peu l'apparence d'une raquette, elles sont formées d'une partie plus ou moins arrondie, avec un gros noyau, et d'un prolongement se terminant en pointe (fig. 20).

Les cellules de la couche profonde sont ovoïdes et allongées et de formes irrégulières, toutes ces cellules renferment un protoplasma granuleux.

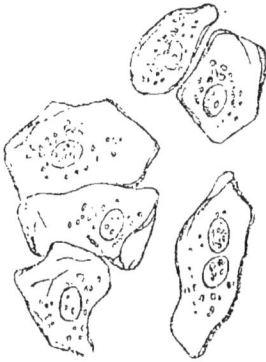

Fig. 19.
Cellules de la vessie.

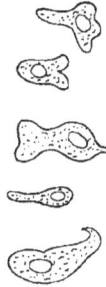

Fig. 20.
Cellules profondes de la vessie.

Les cellules des organes génitaux externes, du vagin notamment, sont beaucoup plus grandes, longues, minces, polygonales ou pavimenteuses, leur noyau

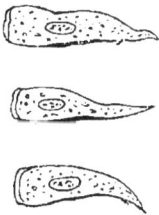

Fig. 21.
Cellules de l'urèthre.

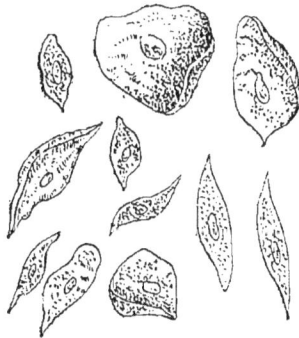

Fig. 22.
Cellules du vagin.

est petit et presque transparent, les bords sont souvent relevés, surtout quand elles sont isolées (fig. 22).

12.

o) *Cylindres rénaux*. — Les cylindres rénaux sont formés d'une susbstance amorphe albuminoïde, coagulée, qui en forme le squelette, et qui a pris la forme de canalicules ou tubes secréteurs du rein, cette substance amorphe existe quelquefois seule, les cylindres sont dits *hyalins*, ils sont transparents et par conséquent peu visibles (fig. 32 n° 19 page 221).

D'autres fois, à la matière albuminoïde coagulée des cylindres, sont venus s'ajouter des débris de cellules, des cellules épithéliales entières à gros noyau, des granulations graisseuses, des hématies et des leucocytes, ainsi on est amené à retrouver les différents cylindres dont les noms suivent (fig. 23 et 24).

1° Cylindres hyalins, peu visibles et translucides.

2° Cylindres granuleux, plus visibles que les précédents, à contours nets et remplis de granulations plus ou moins fines ; ils sont un peu plus larges et moins longs que les précédents. ils renferment parfois quelques globules rouges sanguins et quelques leucocytes « cylindres granulo-sanguins » et quelquefois ou en même temps, que des gouttelettes graisseuses (cylindres granulo-graisseux) (fig. 32 n° 20).

3° Cylindres épithéliaux. Ces cylindres sont tapissés de cellules des tubes du rein (fig. 32 n° 21),

4° Cylindres hémorragiques. Ils renferment beaucoup d'hématies (fig. 32 n° 22).

5° Cylindres colloïdes ou cireux. Ils ont les dimensions des cylindres granuleux, mais sont sans granulations, très réfringents et très visibles, ayant l'aspect d'un cylindre de cire blanche présentant des anfractuosités très accentuées, et ayant souvent les extrémités recourbées sur elles-mêmes (fig. 32 n° 23).

D'une façon générale, on doit chercher les cylindres rénaux, tout particulièrement sur les bords des
préparations microscopiques.

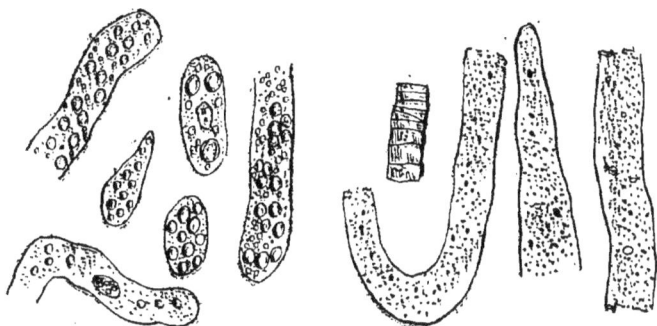

Fig. 23. — Cylindres du rein.

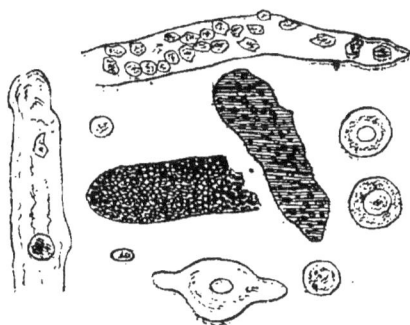

Fig. 24. — Cylindres et cellules du rein.

Il y a lieu de faire bien attention dans l'examen des
sédiments, pour ne pas confondre avec les *vrais cylindres*, les amas d'urates, de leucocytes, les amas
fibrineux, cystineux ou muqueux, dont quelques

échantillons sont reproduits dans la figure 25, sous la dénomination de faux cylindres.

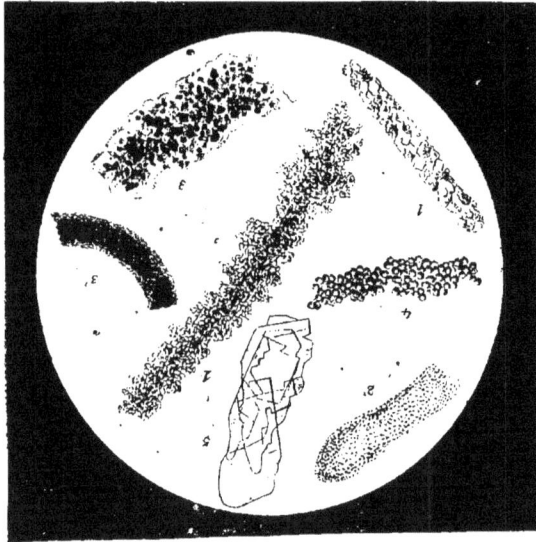

Fig. 25. — Faux cylindres.

p) *Hématies*. — Souvent les globules rouges sanguins, ou hématies, sont conservés intacts dans les urines. Ils se présentent alors sous forme de petits disques réfringents de teinte jaune rosé, ayant 7 à 8 µ de diamètre, et présentant au centre les concavités qui les caractérisent (fig. 26-A).

Les globules sanguins sont dépourvus de noyau. Sous certaines influences, les globules rouges sont tantôt complètement décolorés (fig. 26-B); d'autrefois ils ont l'aspect *crénelé* (fig. 26-C).

Rarement, ils sont empilés les uns sur les autres, chose que l'on observe presque toujours lorsqu'on

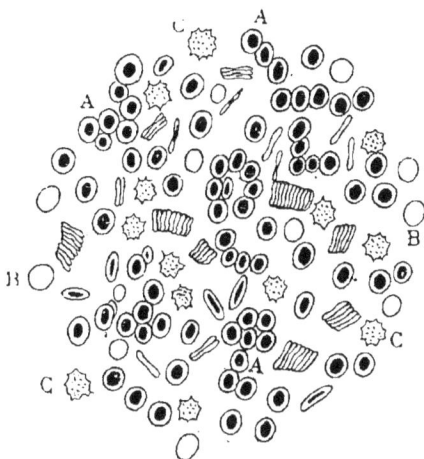

Fig. 26. — Globules sanguins, ou hématies normaux et altérés.

examine au microscope du sang, à sa sortie directe des vaisseaux, aspect que l'on peut voir dans la figure ci-dessous.

q) *Globules blancs ou leucocytes.* — Les globules blancs ou leucocytes ont un diamètre plus grand, et plus variable, que les hématies, 10 à 15 μ. Ils renferment de un à quatre noyaux et ils sont légèrement granulés. On observe bien les noyaux, si on traite la préparation par une goutte d'acide acétique.

Lorsque les urines sont alcalines ; ou si l'on traite les leucocytes par l'ammoniaque, ceux-ci sont profondément modifiés, ils gonflent et se transforment en une masse muco-gélatineuse, au sein de laquelle, toutefois on peut distinguer des globules assez caractérisés.

Dans le pus, les globules blancs ou leucocytes ont souvent subi la dégénérescence graisseuse, et on aperçoit des gouttelettes de corps gras très réfringentes.

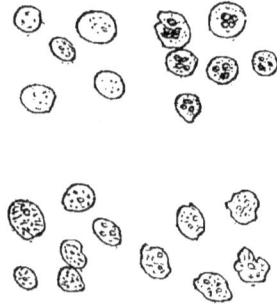

Fig. 27. — Leucocytes ou globules blancs
normaux et altérés.

r) *Globules graisseux*. — On en trouve dans beaucoup d'urines en petite quantité, mais dans certains cas particuliers (chylurie), ils sont très abondants. Pour se familiariser avec cette recherche des corps gras au microscope, dans l'urine spécialement, le mieux, est de mettre quelques gouttes de lait dans de l'urine et d'en faire l'examen au microscope, mais en tenant compte de ce fait que les globules graisseux des urines, sont infiniment plus petits que les globules graisseux du lait.

s) *Spermatozoïdes*. — Les spermatozoïdes se retrouvent non déformés dans les dépôts urinaires, mais à l'état mort, ils se présentent donc formés d'une partie qu'on appelle la tête qui est cordiforme. Du côté opposé à la pointe se trouve la queue, généralement en ligne droite, très ferme et très longue, présentant une portion renflée à sa partie en contact avec la tête.

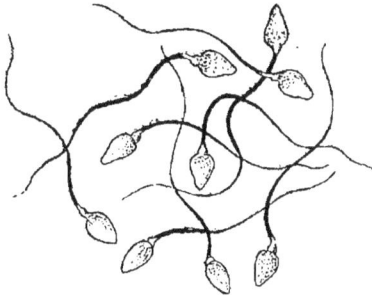

Fig. 28. — Spermatozoïdes.

1) *Ferments figurés et microbes divers, spores de moisissures.* — Dans les urines fraîches et provenant d'un sujet sain, on ne doit rencontrer que très peu de ferments figurés, mais quand l'urine est ancienne et conservée sans précautions, elle est rapidement envahie par les micro-organismes. Des bactéries, des vibrions, des microcoques, (*micrococcus ureæ*), qui transforme l'urée en carbonate d'ammoniaque.

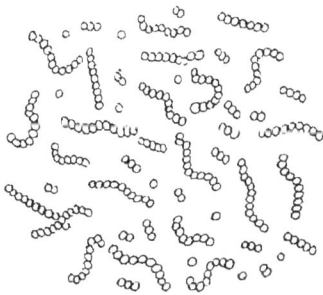

Fig. 29. — Micrococcus ureœ.

Dans les urines sucrées peuvent se développer des levures de ferments alcooliques ou *saccharomycès* (fig. 32 n° 28).

En outre, dans certaines urines, se développent très rapidement des moisissures, aspergillus, dont on retrouve les mycelium et les spores (fig. 32 n° 29) ; des sarcines que l'on reconnaît aisément à leur forme, fig. 30 et fig. 32 n° 26.

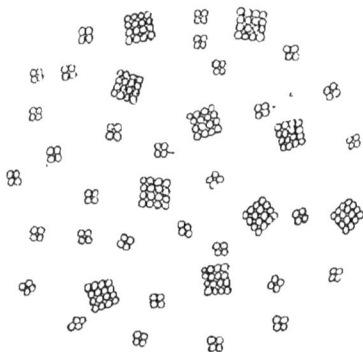

Fig. 30. — Sarcines.

Nous croyons inutile de décrire ici tous ces microbes, nous nous sommes contenté d'en fournir des spécimens dans la planche générale afférente à l'examen microscopique des principaux sédiments urinaires (fig. 32 page 221), sur laquelle figurent des spécimens de fibres de coton n° 30 — de fibres de laine n° 31 — de brins de duvet n° 32 — de fécule de pomme de terre n° 33 — d'amidon de froment n° 34 — d'amidon de maïs n° 35 — de Lycopode n° 36.

§ III. — RECHERCHES BACTÉRIOLOGIQUES DES BACILLES TU-
BERCULEUX ET DES GONOCOQUES BLENNORRHAGIQUES.

Ces recherches sont une toute petite partie des recherches bactériologiques en général, mais elles inté-
ressent, d'une façon toute spéciale, le chimiste qui
s'occupe d'analyses d'urines, parce qu'elles lui sont fréquemment demandées.

Nous allons être aussi bref que possible, en nous
bornant à fournir un mode opératoire ayant fait ses
preuves.

Bacille tuberculeux ou bacille de Koch. — On
peut le rechercher dans des dépôts purulents de
l'urine, ou bien dans une urine qui paraît limpide.
Dans ce dernier cas, on laisse déposer l'urine dans un
endroit frais pendant quelques heures. On décante, et
les dix derniers centimètres cubes, qu'ils soient troubles ou non, sont placés dans un des tubes d'une cen-
trifugeuse et centrifugés, pendant 5 à 6 minutes. Dans
ce cas, on observe toujours un léger dépôt. Que l'on
ait à faire à du pus urinaire, ou au dépôt dont nous venons de parler, on prélève de l'un ou de l'autre avec
un petit tube de verre effilé ou avec un fil ou une
pince de platine stérilisés, et on l'étale sur une ou
plusieurs lamelles minces, dites *couvre-objet,* ou
bien encore sur des plaquettes *porte-objet* au choix de
l'opérateur. On fait évaporer sur une platine chauf-
fante jusqu'à siccité, on fixe la préparation en la passant à trois reprises différentes dans une flamme de
lampe à alcool la préparation regardant la flamme.
Pour que la préparation soit bien *fixée,* il faut que
l'urine soit albumineuse. Si elle ne l'était pas, on

13

pourrait ajouter au liquide avant de centrifuger quelques gouttes de solution de grenétine à 0 gr. 50 p. 100, dans de l'eau de laurier-cerise. Cette solution se conserve sans altération pendant très longtemps.

La préparation étant *fixée*, on procède alors à sa coloration, au moyen de la fuchsine phéniquée de Ziehl obtenue par la formule :

Fuchsine rubine. . . . . . . 1 gr.
Alcool absolu. . . . . 10 —
Eau phéniquée à 5 p. 100. . . 100 —

La plaquette étant tenue par une pince, la préparation en-dessus, on y verse quelques gouttes de cette solution de fuchsine, et on chauffe pendant 4 à 5 minutes, au-dessus d'une petite lampe à alcool, presque à l'ébullition, on verse le liquide qui se trouve encore sur la plaquette et on la nettoie en la plongeant plusieurs fois de suite et alternativement dans de l'acide azotique au tiers et dans de l'eau distillée, enfin on la place dans un verre avec beaucoup d'eau et on l'y laisse jusqu'à décoloration complète. La plaquette est alors égouttée, trempée dans l'alcool absolu, puis séchée à nouveau spontanément. On y met une goutte de baume du Canada ou de gélatine de Kayser et on l'applique sur une lamelle de verre, si elle a été faite sur un couvre-objet ; on la recouvre d'une lamelle mince, si elle a été obtenue sur un porte-objet. On a ainsi une préparation que l'on peut examiner au microscope.

Les *bacilles tuberculeux* ou de *Koch* sont très petits 4 à 5 μ, ils apparaissent dans la préparation fortement colorés en rouge. On peut les apercevoir avec un grossissement de 700 diamètres, mais il est préférable d'employer un objectif à immersion, à eau ou à huile, donnant 1.000 à 1.200 diamètres, on voit alors à l'intérieur, des ponctuations colorées en rouge plus intense que le reste des bacilles.

Si l'examen de plusieurs préparations donne des résultats négatifs, on peut conclure à l'absence de *bacilles de Koch* ; mais si on observe des bacilles colorés, ceux-ci peuvent bien être des *bacilles tuberculeux* mais peut être aussi des *bacilles* qui se rencontrent dans le smegma préputial. Dans ce cas, on doit procéder à la double coloration. Pour cela les lamelles, après action du rouge de Ziehl, de l'acide azotique au tiers et lavage complet à l'eau, sont plongées pendant deux ou trois minutes dans une solution de bleu de méthylène de Kühne :

Bleu de méthylène	1 gr. 50
Alcool absolu.	10 gr.
Eau phéniquée à 5 p. 100. .	100 —

On les retire, on les lave à l'eau, on les sèche ou bien on les deshydrate par l'alcool absolu, on éclaircit la préparation avec une goutte d'essence de bergamote et on monte la préparation.

Les bacilles ont conservé leur coloration rouge et se détachent du reste de la préparation ils se différencient des autres bacilles qui sont colorés en bleu. (fig. 32, n° 37.)

Gonocoques blennorrhagiques ou de Neisser. — Les gonocoques blennorrhagiques se rencontrent dans le pus blennorrhagique et dans les urines des blennorrhagiques.

On monte des préparations comme s'il s'agissait de rechercher les bacilles tuberculeux.

Pour les colorer on les immerge pendant deux minutes à froid dans une solution de violet de gentiane préparé ainsi :

Solution alcoolique saturée de violet de gentiane . . . . 1 cmc.
Eau d'aniline (eau saturée d'aniline) . . . . . 9 cmc.

On enlève la plaquette, on la lave à l'eau jusqu'à ce que l'eau reste incolore, on fait sécher, on monte la préparation avec de la gélatine de Kayser, ou du baume du Canada, et on examine au microscope avec un très fort grossissement (1.000 à 1.200 diamètres) et au moyen d'un objectif à immersion.

Les *gonocoques de Neisser* sont des *diplocoques*, ils se montrent dans les préparations bien faites, réunis deux par deux et ayant l'apparence de deux haricots que l'on aurait presque accolés l'un à l'autre, en rapprochant leur côté concave (fig. 31 et fig. 32 n° 38).

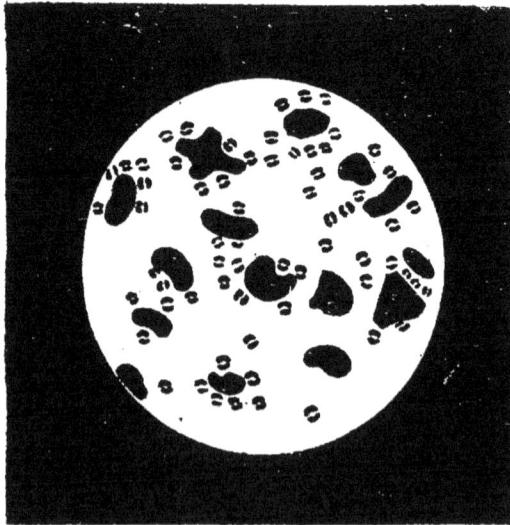

Fig. 31. — Gonocoques de Neisser.

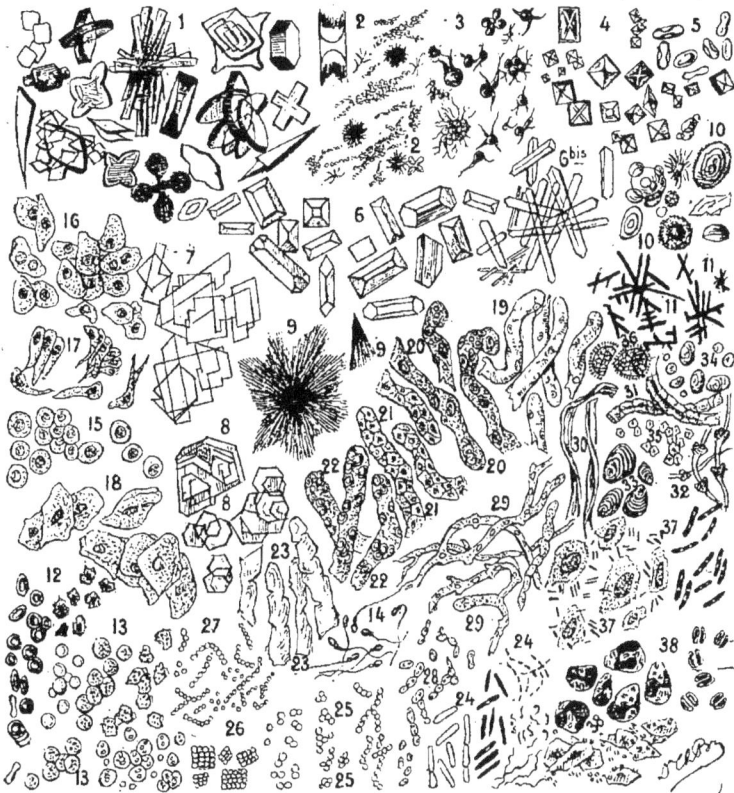

Fig. 32 . — Planche générale des sédiments urinaires.

1. Acide urique.	12. Hématies.	29. Moisissures.
2-3. Urates.	13. Leucocytes.	30. Fibres de coton.
4-5. Oxalate de chaux.	14. Spermatozoïdes.	31. Fibres de laine.
6. Phosphate amm-magnésien.	15 à 18. Cellules épithéliales.	32. Brins de duvet.
6 bis. Acide hippurique.	19 à 23. Cylindres rénaux.	33. Fécule de pommes de terre.
7. Cholestérine.	24. Bacilles et vibrions divers	34. Amidon de froment.
8. Cystine.	25. Microcoques divers.	35. Amidon de maïs.
9. Tyrosine.	26. Sarcines.	36. Lycopode.
10. Leucine.	27. Micrococus ureæ.	37. Bacilles de Koch.
11. Indigotine.	28. Saccharomyces.	38. Gonocoques.

§ IV. — Examen des calculs urinaires.

Les *calculs urinaires* sont fréquemment apportés au chimiste pour qu'il en fasse l'examen et l'analyse.

Il est utile, en effet, de connaître la composition de ces calculs, pour pouvoir instituer un traitement susceptible d'en éviter, ou d'en atténuer la formation.

Quand on a un calcul à examiner, on doit tout d'abord en indiquer l'aspect, la couleur, la forme et le poids ; et quand la chose est possible, on scie le calcul pour voir s'il est uniformément constitué, ou bien s'il est formé de couches concentriques avec noyau central. Les principaux calculs urinaires sont formés, d'acide urique ou d'urates, d'oxalate de chaux, de phosphates, de cystine.

Nous allons les décrire succinctement et indiquer le moyen d'en reconnaître la nature.

a) *Calculs d'acide urique.* — Ils sont jaune ocracés, assez durs, de forme, volume et poids, très variables ; une petite portion traitée par une goutte d'acide azotique se dissout à chaud, en évaporant à siccité il reste un résidu rouge, passant au violet par l'action des vapeurs ammoniacales (réaction de la murexide).

Ces calculs se détruisent sans résidu, lorsqu'ils sont chauffés sur une lame de platine.

b) *Calculs d'urate d'ammoniaque.* — Ils sont gris ocreux, plus friable que les précédents ; traités comme il est dit ci-dessus, ils fournissent la réaction de la *murexide*.

Pour déceler l'ammoniaque, on délaye un fragment de calcul dans quelques gouttes d'eau, dans un petit tube à essais, on ajoute une goutte de solution de lessive de soude pure, et au bout de quelques minutes on verse 1 centimètre cube de réactif de Nessler. Le mélange doit se colorer en jaune rougeâtre, s'il y a de l'ammoniaque.

c) *Calcul d'oxalate de calcium.* — Ils présentent une forme caractéristique, ressemblant à une mûre ou à une framboise (calculs mûraux), ils sont colorés en brun foncé et très durs.

Les calculs d'oxalate de chaux sont solubles dans l'acide azotique (sans donner toutefois lieu à la formation d'une couleur rouge) et dans l'acide chlorhydrique, insolubles dans l'acide acétique. Les solutions acides étendues d'eau, laissent reprécipiter l'oxalate de chaux, lorsqu'on y ajoute un petit excès de solution saturée d'acétate de soude.

Ces calculs calcinés sur une lame de platine, donnent un résidu de carbonate de chaux qui se dissout avec effervescence dans l'acide acétique, et qui fournit ensuite un précipité d'oxalate de chaux, lorsqu'on y verse de l'oxalate d'ammoniaque.

d) *Calculs de phosphates terreux et phosphate ammoniaco-magnésien.* — Ces calculs sont blancs ou blanc grisâtre, quelquefois compacts, d'autres fois plus ou moins spongieux et friables. Ils se dissolvent dans les acides acétique, chlorhydrique, azotique.

L'*acide phosphorique* s'y décèle de la façon suivante :

On dissout une portion du calcul dans une ou deux gouttes d'acide azotique, on ajoute quelques gouttes d'eau et on verse la dissolution dans un tube à essais renfermant déjà 1 à 2 centimètres cubes de réactif molybdique. On chauffe vers 60° à 70° et il doit se produire un trouble suivi d'un précipité jaune d'acide phosphomolybdique.

La *chaux* se reconnaît dans la solution acétique par précipitation au moyen d'oxalate d'ammoniaque en petit excès.

La *magnésie* se recherche dans le liquide séparé par filtration de la précipitation de la chaux, on y verse un petit excès d'ammoniaque et un peu de phosphate de soude, on agite vivement avec une baguette de verre pour provoquer la formation de phosphate ammoniaco-magnésien.

Cette opération doit se faire dans un tout petit verre à précipiter ou dans un verre de montre.

L'*ammoniaque* se recherche au moyen du réactif de Nessler, comme nous l'avons dit à propos des calculs d'urate d'ammoniaque.

e) *Calculs de cystine.* — Ces calculs, plus rares que les précédents, sont jaunâtres, translucides, ressemblent à de la résine ou de la cire. Ils sont solubles dans l'ammoniaque et dans l'acide chlorhydrique. Chauffés sur une lame de platine, ils brûlent sans fondre et laissent un résidu charbonneux volumineux.

On peut dissoudre, dans un verre de montre, un fragment de calcul dans une goutte d'acide chlorhydrique, et on fait évaporer à siccité, en mélangeant au moyen d'une baguette de verre, le résidu est délayé dans 3 à 4 centimètres cubes d'eau, qui à son tour est placée dans un tube spécial et centrifugée. Le dépôt est alors examiné au microscope et on doit y retrouver des cristaux hexagonaux, assez caractéristiques de la cystine, qui sont très solubles dans l'acide chlorhydrique.

CHAPITRE X

Examens spéciaux et recherches complémentaires concernant la sécrétion urinaire.

§ I. — CRYOSCOPIE URINAIRE.

a) GÉNÉRALITÉS. — Lorsqu'on abaisse graduellement et lentement la température d'une petite quantité d'urine, dans un appareil spécial nommé *cryoscope*, on observe que le thermomètre descend à plusieurs degrés au-dessous de zéro, puis brusquement se met à remonter pour s'arrêter, pendant quelques minutes, à un point fixe compris entre quelques dixièmes et deux degrés et demi au-dessous de zéro.

C'est le point fixe ainsi déterminé, qui constitue ce qu'on est convenu d'appeler le *point cryoscopique* de l'urine, et que l'on représente généralement par la lettre majuscule grecque Δ.

L'urine n'est en somme qu'une solution aqueuse de deux genres de principes, les uns *salins* et *minéraux* ou électrolytes, parmi lesquels domine le chlorure de sodium, les autres *organiques*, tels que l'urée, des composés azotés divers, des hydrocarbonés. Tous ces derniers sont élaborés dans l'organisme.

Si l'eau pure se solidifie à zéro degré, la présence de corps en dissolution abaisse le point de solidification. Ces faits, bien connus et répondant à des lois bien établies, ont reçu des applications nombreuses en chimie, notamment en ce qui concerne la détermination des poids moléculaires, et cela en se basant sur ce principe que le produit du poids moléculaire d'un corps par l'abaissement du point de congélation se rapportant à une solution au titre de 1 p. 100, donnait pour un même dissolvant et pour une même nature de composés, électrolytes ou non électrolytes, un nombre constant. Avec le dissolvant eau, lorsqu'il s'agit d'un électrolyte, ce nombre est de 35,1. Si le corps n'est pas un électrolyte, il n'est que de 18,5, et c'est le cas pour l'urée et les autres principes organiques de l'urine.

Si on envisage d'un autre côté ce fait important, que l'azote étant introduit dans l'organisme à l'état d'albuminoïdes, dont le poids moléculaire est énorme et voisin de 6.000, et qu'il en sort lorsqu'il est complètement transformé en urée, dont le poids moléculaire est cent fois moindre, on est conduit à considérer que le fonctionnement de l'organisme doit être d'autant plus parfait, relativement à la destruction des matières albuminoïdes, que le poids moléculaire de l'excréta urinaire solide sera voisin de 60.

Cette détermination du *point cryoscopique* de l'urine, quoique celle-ci soit un corps complexe, a dans certains cas particuliers une grande importance, non par sa valeur intrinsèque, mais par les rapports que l'on peut établir, si on connaît en même temps le poids du sujet, le volume exact des urines des vingt-quatre heures, la composition des urines et notamment leur teneur en matières extractives totales et en chlorure de sodium.

Il existe chez les constructeurs des *cryoscopes* très bien établis et qui sont susceptibles de fournir des résultats très précis, mais ils ont l'inconvénient, pour la plupart, d'être assez coûteux et d'un maniement délicat. Ils sont aussi assez fragiles. Aussi, beaucoup d'urologistes ont-ils construit eux-mêmes ou fait construire des *cryoscopes* d'un modèle simplifié donnant néanmoins des résultats suffisamment précis.

Pour atteindre ce but, il faut :

1° Pouvoir opérer sur une petite quantité d'urine (10 à 12 centimètres cubes).

2° S'arranger pour que le refroidissement soit graduel et lent (12 à 15 minutes au minimum).

3° Pouvoir évaluer la température à un centième de degré près.

b) CRYOSCOPIE SIMPLIFIÉE AU MOYEN DU CRYOSCOPE BLAREZ. — Nous sommes arrivé à construire nous-même (et à permettre à quiconque de faire comme nous) un *petit cryoscope* qui répond en tous points aux conditions formulées ci-dessus.

L'urine (10 cmc.) est introduite dans un tube à essais ordinaire de 0 m. 015 de diamètre intérieur et de 0 m. 150 de longueur A (fig. 33).

Ce tube à essais est muni de deux petites bagues de caoutchouc E et F, pour pouvoir être isolé, et il est introduit, à son tour, dans un autre tube à essais d'un diamètre un peu plus grand C, tube qu'on a coupé de façon que sa longueur ne soit que de 0 m. 120. Le tube intérieur est fixé au tube extérieur par un ajustage en caoutchouc B, formant bouchon. Entre les deux tubes

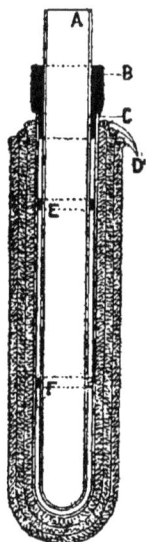

Fig. 33. — Cryoscope Blarez.

de verre se trouve donc un matelas d'air, d'une épaisseur uniforme de quelques millimètres.

Pour effectuer le refroidissement du tube extérieur, et par conséquent celui du contenu du tube intérieur. qui alors se fait par simple rayonnement, nous entourons le tube extérieur qui est fixé verticalement à un support, d'une triple bonnette de gros coton blanc, bonnettes faites, soit au tricot, soit au crochet.

Lorsqu'on veut procéder au refroidissement, on verse dans un verre étroit mais un peu plus large que l'appareil cryoscopique garni de ses bonnettes, 10 à 15 centimètres cubes d'éther à 65°, et on place le verre de façon à y faire plonger l'extrémité inférieure des enveloppes de coton. Celles-ci s'imbibent immédiatement, tout l'éther est absorbé, et par capillarité il se répand dans toute l'enveloppe. On enlève le verre ; l'évaporation de l'éther s'opère d'elle-même et la température descend graduellement et lentement ; elle peut atteindre 10° au-dessous de zéro, et elle est toujours bien suffisante pour permettre la solidification des solutions aqueuses sur lesquelles on opère.

Dans le tube intérieur, on a placé un petit agitateur en spirale et dont la tige sort de quelques centimètres du tube, et on a pendu, au moyen d'une potence, un thermomètre cryoscopique, de façon à ce que le réservoir soit placé à égale distance du fond du tube et de la surface du liquide. Ce thermomètre est un thermomètre à mercure, gradué en vingtièmes de degrés ; mais avec une loupe et un peu d'attention, on lit facilement les cinquièmes de chaque division, ce qui fait des centièmes de degrés.

Comme nous l'avons dit précédemment, la température descendant graduellement, le niveau du mercure s'abaisse dans la colonne du thermomètre, et on peut abandonner l'appareil à lui-même pendant dix minutes. Alors, et comme le thermomètre est à ce moment-là, voisin du zéro, on mélange lentement les couches liquides au moyen de l'agitateur que l'on soulève et que l'on abaisse d'un mouvement régulier, de façon à ne pas le retirer du liquide. On suit avec attention la chute du mercure, qui quelquefois arrive à trois et même quatre degrés au-dessous de zéro, puis brusquement et sans avoir besoin d'amorcer avec de la glace, pour détruire la surfusion, le thermomètre remonte graduellement et régulièrement, et au bout de quelques secondes, la colonne se fixe d'une manière immuable. On interrompt l'agitation, on attend une minute et on fait la lecture.

Dans ces thermomètres au vingtième de degré, chaque division représente cinq centièmes de degré. Pour avoir le nombre de centièmes de degré correspondant à Δ, il faut d'abord inscrire les degrés entiers puis multiplier par cinq le nombre entier de divisions observé, et ajouter à ce nombre le chiffre qui représente les cinquièmes en plus des divisions.

Exemple : Le thermomètre s'est fixé à — 1° et 4 divisions et 3/5 ; le Δ sera — 1°23.

Mais ceci suppose un thermomètre absolument exact comme zéro ; or, il en est rarement ainsi ; on est donc obligé de prendre le point de solidification de l'eau pure en se mettant dans les mêmes conditions opératoires.

Supposons qu'en opérant avec de l'eau pure, le mercure se fixe à 0° + 1 division 3/5. Cela équivaudra à + 0°08 (huit centièmes de degré). Ce chiffre + 0,08 sera la correction du thermomètre, il faudra l'ajouter à toutes les lectures de Δ, et le nombre indiqué dans l'exemple précédent

$$- 1°23 \text{ deviendra} - (1°23 + 0,08) = - 1°31.$$

Le point cryoscopique des urines Δ oscille dans des
proportions très grandes de — 1°3 à — 2°2 pour Koranyi ; de — 0°55 à — 1°85 pour Winter ; de — 0°59
à — 2°24 pour Bouchard. Il est difficile d'établir une
moyenne, cependant nous avons été conduit, par nos
expériences personnelles à adopter le chiffre — 1°50,
au lieu de — 1°75 adopté par Koranyi.

Cette grande variation du Δ urinaire et le chiffre
moyen, qu'il soit — 1°50 ou — 1°75 différencie nettement l'urine de tous les autres liquides et sécrétions de
l'organisme. Ainsi le Δ du sérum sanguin est de
— 0,55, celui du lait — 0,57.

Ces préliminaires étant établis, supposons maintenant, l'urine émise en vingt-quatre heures par un
adulte du poids de 65 kilogrammes ; que le volume de
cette urine, soit de 1 litre 250 cmc., qu'elle contienne
50 grammes de matières extractives par litre et
10 grammes de chlorure de sodium, que la détermination du point cryoscopique donne par exemple
Δ = — 1°60 après correction.

Voici les déductions successives qu'on peut tirer de
ces données.

c) POIDS DE LA MOLÉCULE URINAIRE EXCRÉTÉE. — Si
on admet que dans l'urine il y ait un nombre déterminé de molécules, chacune formée de quantités proportionnelles aux divers éléments qui constituent
l'extrait sec, en appliquant la formule :

$$\text{Poids moléculaire} = \frac{\text{Extrait sec 0/0}}{\Delta} \times 18,5$$

on a :

$$\frac{5}{1,60} \times 18,5 = 57,80$$

On obtient ainsi un chiffre empirique, mais rien de plus, parce que ce nombre s'applique à un mélange de composés, les uns, l'urée par exemple pour lequel le coefficient 18,5 peut être utilisé, les autres tel le chlorure de sodium auquel il faudrait appliquer le coefficient 35,1.

d) POIDS DE LA MOLÉCULE URINAIRE ÉLABORÉE. — On peut remédier aux conséquences de cette observation en ne tenant compte que de l'abaissement de tempé-rature qui est uniquement le fait des matières organi-ques de l'urine, et en ne tenant pas compte de l'abais-sement occasionné par la présence des sels minéraux, c'est-à-dire, dans la pratique, du chlorure de sodium, le plus important d'entre eux comme quantité dans l'urine.

Qu'il nous soit permis toutefois de dire qu'il serait utile, si on voulait tirer de la cryoscopie urinaire, tout ce qu'elle peut donner, de faire également inter-venir l'action des phosphates et celle des sulfates, ou bien celle des sels dosés en bloc à l'état mixte phos-phates et sulfates, tels qu'on les obtient dans les cendres sulfuriques, après correction pour les chlo-rures.

Ce chlorure de dodium, lorsqu'on l'étudie au point de vue de la cryoscopie, donne les résultats suivants, en parfaite harmonie avec la théorie. La présence de 1 gramme de NaCl pur dans 100 grammes d'eau pure abaisse le point de congélation de cette eau de 0°60 à 0°61. Nous adoptons pour les calculs 0°60.

Par conséquent, si une urine contient 5 grammes ou bien 10 grammes de NaCl par litre, c'est-à-dire 0 gr. 50 ou bien 1 gramme p. 100, la présence seule de ce corps fait que le Δ de l'urine se trouve augmenté de 0°60 $\times$ 0,5 $=$ 0°30 dans le premier cas ; ou de 0°60 $\times$ 1 dans le second, c'est-à-dire de 0°60 ; et pour avoir l'abaissement de congélation uniquement dû aux matières extractives organiques, il faudra diminuer Δ du chiffre obtenu dans le calcul précédent.

Voici du reste un tableau qui indique, à côté des quantités de NaCl p. 100 que renferment les urines, les nombres à retrancher de Δ.

gr.	degrés.	gr.	degrés.	gr.	degrés.
0,1	0,06	0,6	0,36	1,1	0,66
0,2	0,12	0,7	0,42	1,2	0,72
0,3	0,18	0,8	0,48	1,3	0,78
0,4	0,24	0,9	0,54	1,4	0,84
0,5	0,30	1,00	0,60	1,5	0,90

Si nous revenons à l'urine de tout à l'heure, qui renferme 10 grammes p. 1.000 de NaCl nous aurons, en appelant δ cet abaissement relatif à l'extractif organique :

$$\delta = \Delta - 0°60 = 1°60 - 0°60 = 1°$$

Mais puisque nous retranchons l'effet du NaCl sur Δ il faut aussi déduire sa quantité du poids de l'extractif et nous pourrons alors calculer ce qu'on appelle le poids de la molécule urinaire élaborée.

$$\text{Poids moléculaire} = \frac{5 - 1}{1,00} \times 18,5 = 74,00$$

L'urée, comme nous le savons, a pour poids moléculaire 60, tous les autres corps azotés excrétés par l'urine ont des poids moléculaires plus élevés. Donc, plus le poids de la molécule urinaire élaborée est faible et voisin de 60, plus l'organisme brûle complètement ses matériaux azotés, puisque l'urée est l'ultime résultat de la combustion organique des substances azotées.

La seule constatation de ce fait, est une excellente indication, et motiverait suffisamment l'utilité des déterminations *cryoscopiques* des urines. Nous insistons pour redire qu'il faut avoir les urines de vingt-quatre heures ou un échantillon prélevé sur le mélange des dites urines.

e) DIURÈSE MOLÉCULAIRE. — On donne le nom de diurèse moléculaire au rapport qui existe entre l'abaissement du point de congélation d'une urine Δ ou δ multiplié par le volume V des urines de vingt-quatre heures exprimé en centimètres cubes, et le poids P en kilogrammes, du sujet considéré.

D'où deux significations possibles :

1° *Diurèse moléculaire totale ou excrétée* :

$$\frac{\Delta \times V}{P}$$

soit pour l'urine précitée

$$\frac{1°60 \times 1.250 \, cmc.}{65 \; kgr.} = 30,76$$

2° *Diurèse moléculaire élaborée* :

$$\frac{\delta \times V}{P}$$

soit pour l'urine précitée

$$\frac{1.00 \times 1.250 \, cmc.}{65} = 19,23$$

MM. Claude et Balthazard, qui ont fait de la *cryoscopie urinaire* une étude des plus approfondie, ont pris l'habitude, pour simplifier, d'exprimer les résultats ci-dessus en nombre entiers, en faisant avec les centièmes de degrés des unités, en écrivant par conséquent 160 au lieu de 1°60 et le nombre 100 au lieu de 1°00. On dit alors avec eux, que pour l'urine envisagée, la diurèse moléculaire totale ou excrétée est de 3.076 et la diurèse élaborée de 1.923, ce qui veut dire qu'un kilogramme du corps humain, choisi comme exemple, excrète en vingt-quatre heures 3.076 molécules et élabore 1.923 molécules.

Il résulte des principaux travaux faits jusqu'à ce jour :

Que pour les urines normales, les nombres relatifs à la diurèse excrétée oscillent entre 3.000 et 5.000 et ceux relatifs à la diurèse élaborée entre 1.900 et 2.600.

Que le rapport pour une urine donnée, entre la diurèse excrétée et la diurèse élaborée, ou ce qui revient au même $\frac{\Delta}{\delta}$, quoique variable entre 1,40 et 1,90, ne doit pas dépasser lorsque le rein est sain, les valeurs inscrites à côté des différentes valeurs de la diurèse excrétée qui sont consignées dans le tableau ci-dessous :

500	1,05	3.500	1,65
1.000	1,10	4.000	1,70
1.500	1,25	4.500	1,75
2.000	1,40	5.000	1,80
2.500	1,45	5.500	1,85
3.000	1,55	6.000	1,90

Que dans les affections cardiaques, si l'activité circulatoire était diminuée, la diurèse tombait notablement au-dessous de 3.000, tandis que la diurèse élaborée augmentait et dépassait 2.600 ; le rapport $\dfrac{\Delta}{\delta}$ se rapprochant de plus en plus de l'unité.

Si au contraire il y avait augmentation de l'activité circulatoire et hypertension artérielle, la diurèse excrétée dépassait 3.000 pour atteindre 4.000, 5.000 et même plus, et que le rapport $\dfrac{\Delta}{\delta}$ augmentait.

Que dans les affections des reins, il y avait en même temps diminution, et de la diurèse excrétée, et de la diurèse élaborée, et la faiblesse de cette dernière d'autant plus manifeste que le rein était affecté.

Dans les cas de néphrites compliquées d'urémie, notamment, le fait se rencontre, parce que la diurèse élaborée réflète l'activité de la fonction épuratrice du rein, vis-à-vis du sang. Lorsque le chiffre est abaissé à 500, on peut considérer le cas comme très grave.

Que $\dfrac{\Delta}{\delta}$ était sensiblement normal dans certains cas, mais que s'il dépassait les chiffres du tableau qui précède, cela indiquait l'inaptitude des épithéliums à permettre les échanges.

f) TAUX DES ÉCHANGES MOLÉCULAIRES. — Des expériences de Koranyi, il résulte qu'on peut être fixé sur l'actité de la circulation de l'urine et par suite du sang, en examinant le rapport existant pour une urine entre l'abaissement du point de solidification Δ et la quantité dé NaCl p. 100.

Le rapport $\dfrac{\Delta}{\text{NaCl } 0/0}$ varie à l'état normal de 1,23 à 1,69. Quand ce rapport est plus petit que 1,23, on dit qu'il y a *oligochlorurie*. Lorsqu'il dépasse 1,69, il y a *polychlorurie relative*.

Plus la vitesse circulatoire dans le rein est lente relativement, les échanges se font mieux, et le rapport sera augmenté. Le rapport sera diminué, au contraire, dans le cas d'une vitesse circulatoire exagérée.

g) REPRÉSENTATION, DANS LES BULLETINS D'ANALYSES, DES RÉSULTATS DE L'EXAMEN CRYOSCOPIQUE. — On peut les condenser sous forme de tableau comme l'exemple ci-dessous le montre ; exemple qui s'applique à une urine normale :

Indications générales	L'urine analysée a fourni les résultats ci-dessous	Une urine normale devrait fournir
Poids du sujet 65 kl.	Poids de la molécule urinaire excrétée.,.....57.	Très variable, de 50 à 80.
Volume des urines de 24 heures 1500.	Poids de la molécule urinaire élaborée......73,5.	De 60 à 80.
Extrait sec pour cent... 4 gr .60	Diurèse moléculaire totale ou excrétée .....3390.	De 3000 à 5000.
Chlorure de sodium pour cent 0 gr .90	Diurèse moléculaire élaborée. 2140.	De 1900 à 2600.
Point cryoscopique Δ =.... 1°47.... Point cryoscopique corrigé δ = 0°93	Taux des échanges moléculaires $\frac{\Delta}{NaCl\,°/_\circ}$ ....1.63.	De 1,23 à 1.69.

Dans la première colonne figurent les indications nécessaires pour effectuer les calculs qui permettent de remplir les espaces laissés en blanc dans la seconde colonne. Les résultats peuvent être alors facilement comparés à ceux qu'une urine normale doit donner, et qui sont consignés dans la troisième colonne.

Enfin, sous la rubrique *remarques*, on ajoute les particularités que l'examen cryoscopique présente et ce que ces particularités peuvent signifier.

§ II. — DIAZORÉACTION D'EHRLICH.

Il faut avoir les deux solutions suivantes :

A.
- Acide sulfanilique . . . .   1 gr.
- Acide chorhydrique. . . .   50 cmc.
- Eau distillée Q. S. P. . . . 1.000 cmc.

B.
- Azotite de sodium. . . . .   0 gr. 50
- Eau distillée Q. S P . . .   100 cmc.

Lorsqu'on mélange un peu de solution B à la solution A, il se forme un produit diazoïque, le chorhydrate de diazobenzol parasulfoné, qui peut à son tour se combiner aux phénols ou aux amines qui se rencontrent dans les urines avec lesquelles on le mélange pour engendrer des produits colorés, jaunes, bruns ou orangés, avec les urines normales, ou bien rouge carmin, avec certaines urines pathologiques ; dans ce dernier cas, on dit que les urines donnent la *diazoréaction*.

Voici le mode opératoire :

On verse dans un tube à essais 3 cmc d'urine plus 3 cmc. de solution A et une goutte de solution B ; on mélange, on ajoute 7 à 8 gouttes d'ammoniaque, puis bouchant le tube, on agite fortement pour produire de la mousse. C'est la mousse qu'on examine, et la réaction n'est positive que si cette mousse est rouge carmin, couleur du vin rouge ou rouge vermillon.

Cette réaction d'Ehrlich s'observe au cours de maladies fébriles notamment dans la fièvre thyphoïde, du sixième au dixième jour ; elle dure tant que l'on observe de hautes températures, puis diminue peu à peu en précédant la chute de la température. Sa persistance, malgré cette chute de température est d'un mauvais pronostic.

La réaction d'Ehrlich a été obtenue dans la rougeole, la scarlatine, la variole, la fièvre puerpérale, la tuberculose pulmonaire, la pneumonie, etc... En revanche, on ne l'observe pas dans les cas d'embarras gastriques fébriles et persistants, qui présentent souvent des analogies de symptômes avec un début de fièvre typhoïde.

A l'heure actuelle, la diazoréaction d'Ehrlich a, un tant soit peu, perdu de sa vogue et n'est plus que rarement demandée.

§ III. — Expériences relatives a la Perméabilité rénale

On fait ingérer au patient sous forme de pilules, ou de cachets médicamenteux, 0 gr. 10 de *bleu de méthylène* ; ou bien encore on lui injecte sous la peau une solution stérilisée de 0 gr. 05 de cette même substance, c'est-à-dire du chlorhydrate de tétraméthylthionine, dans 2 centimètres cubes d'eau. Ce corps, qui se présente sous la forme d'une poudre cristalline, est très soluble dans l'eau qu'elle colore en bleu intense. Ce bleu est peu soluble dans l'alcool, insoluble dans l'éther et dans le chloroforme ; toutefois, mélangé à l'urine ou à du phénol, il y devient soluble.

La solution de ce bleu ne doit être modifiée ni par les acides, ni par les alcalis. L'hydrogène naissant (zinc et acide chlorhydrique) le décolore par suite de formation d'une leucobase, mais si on enlève le zinc et qu'on agite à l'air, la coloration bleue reparaît. Introduit dans l'économie, il subit une décoloration, et c'est à cet état qu'il y circule avec le sang ; il est rejeté par les urines sous cette même forme incolore, mais cependant une certaine quantité s'oxyde, ce qui fait que même au moment de l'émission, les urines peuvent êtres vertes (mélange de bleu et de l'urochrome qui est jaune), ou même bleues ; la couleur de l'urine foncée au contact de l'air, ou quand on la fait bouillir avec un peu d'acide acétique, il est donc facile de constater la présence de traces de ce bleu. Donc, lorsqu'on fait une expérience sur la perméabilité rénale, on commence par prendre la précaution de vider la vessie du patient, au moment de l'injection hypodermique, et à partir de ce moment-là, on recueille ses urines au bout d'une demi-heure, 1 heure, 2 heures, 3 heures, 5 heures après l'injection. Puis on ne recueille les urines qu'à des intervalles plus éloignés. Dans chacun de ces échantillons, on recherche la présence du bleu de méthylène ou de son chromogène, en faisant bouillir l'urine avec un peu d'acide acétique, ou bien encore en agitant l'urine avec un peu de chloroforme ; celui-ci se dépose coloré en bleu.

Voici les observations que l'on peut faire relativement à l'état de santé ou de maladie.

1° A l'état sain, au bout d'une demi-heure, on doit

retrouver dans l'urine, soit le bleu en nature, soit son chromogène, et après un temps qui peut varier de 35 à 60 heures après l'injection, on ne doit plus en retrouver.

2° A l'état de maladie, le début de l'élimination est retardé plus ou moins, 1 heure et demie, 2 heures, 3 heures et même plus. D'un autre côté, l'élimination peut être complète dans un temps relativement plus court qu'à l'état sain ; c'est le cas des néphrites aiguës ou subaiguës ; et au cours des albuminuries transitoires d'origine infectieuse ; ou bien alors, la durée de cette élimination se prolonge au-delà des limites normales comme dans certains cas de néphrites interstitielles où l'élimination peut durer 6, 10 et même 15 jours. Ce retard indique toujours une activité rénale diminuée, le rein ne fonctionnant que par les quelques parties moins atteintes.

§ IV. — EXPÉRIENCES RELATIVES A LA TOXICITÉ URINAIRE

L'urine, comme nous l'avons dit au début de ce livre, est la voie de sortie la plus importante des déchets de l'organisme. Tous les corps solubles inutilisés tous les rebuts des destructions normales et anormales aussi, parce que rien n'est parfait, surtout dans l'organisme humain, doivent être rejetés. Il est plus qu'établi que si la sécrétion urinaire est supprimée, l'organisme est soumis à une auto-intoxication et la mort arrive à bref délai. De multiples causes : excès

de travail intellectuel ; exercice physique exagéré (sur-
menages de différente nature) pour un organisme
sain; état de maladie principalement, font que les
produits que l'on peut appeler les résidus accidentels
et anormaux sont en quantité plus qu'ordinaires. Or,
les produits qui n'ont rien plus à faire dans l'organisme
sont une gêne, un embarras, ce sont des toxiques, et
plus l'urine, qui est le liquide du grand égout collecteur
de l'organisme, est chargée de ces détritus empoison-
neurs, plus ce liquide doit être toxique, lorsqu'on l'introduit fortuitement dans un organisme animal. Lorsqu'on injecte de l'urine dans les veines d'un lapin par
exemple, il arrive que lorsque l'injection atteint une
certaine quantité, l'animal meurt intoxiqué.

Il n'est pas possible d'analyser scientifiquement tous
les phénomènes qui contribuent ainsi à faire mourir
un lapin. Ce problème serait peut-être dix fois plus
complexe que celui qui est soulevé lorsqu'il s'agit de
vouloir établir le « poids actif » absolu et les « coefficients urologiques » absolus d'un sujet donné. On se
perd dans l'examen de détails dont chacun d'eux, pour
la plupart du moins, ont des bases des plus instables.

Il y a toutefois, sinon quelque chose d'absolu, un
résultat qui, quoique relatif, mérite d'être pris en
considération, lorsque les opérations seront faites
dans des conditions bien déterminées et par une personne bien habituée à ces manipulations physiologiques.

L'urine de vingt-quatre heures bien conservée est
mélangée, et on en prend une certaine quantité que
l'on réchauffe dans un bain d'eau tiède à 37-38°.

On prend un lapin d'environ 2 kilogrammes et on

lui injecte dans la veine marginale de l'oreille, l'urine dont on a rempli une seringue à injections de 20 centimètres cubes ; il faut pousser l'injection très lentement, environ 7 à 8 centimètres cubes par minute et on observe tout le temps l'animal. Lorsque les 20 premiers centimètres cubes sont injectés, on remplit de nouveau la seringue et on continue l'injection ou les injections jusqu'à ce que mort s'en suive. Le nombre de centimètres cubes d'urine injectée pour atteindre ce résultat divisés par le poids de l'animal, en kilogrammes, donne le volume de l'urine nécessaire pour tuer 1 kilogramme de lapin. Cette quantité sera ce qu'on appelle *urotoxie*.

Ceci est très bien, mais quel est le poids d'un animal (d'un lapin, par exemple) qui peut être tué par la quantité d'urine secrétée en vingt-quatre heures par un kilogramme d'homme ? C'est ce qu'on appelera le « *coefficient urotoxique* » du sujet.

Si nous reprenons nos données premières : homme de 60 kilogrammes, urinant en vingt-quatre heures, 22 centimètres cubes par kilogramme, soit 1320 centimètres cubes, et si l'expérience établit qu'il faille 55 centimètres cubes de ses urines pour tuer un kilogramme de lapin, nous verrons que 1320 centimètres cubes pourront tuer $\dfrac{1320}{55} = 24$ kilogrammes de lapin.

Un kilogramme de l'homme dont il s'agit, excrètera donc en vingt-quatre heures par ses urines, des toxiques capables de tuer $\dfrac{24}{60} = 0$ kgr. 400 grammes de lapin.

C'est là le *coefficient urotoxique* de son urine. Ces

14.

expériences sont très intéressantes, mais elles sont
sujettes à critique et à sérieuse critique même.

Nous les avons indiquées à titre de renseignement,
mais nous estimons qu'elles ne doivent pas sortir du
domaine scientifique pur, et qu'à l'heure actuelle, elles
n'ont rien à voir avec l'examen dit « clinique » des
urines.

CHAPITRE XI

Recherche des principaux médicaments dans les urines.

Lorsque l'on soumet un échantillon d'urine à l'analyse, il devrait toujours être indiqué, s'il est suivi par la personne qui a émis ce liquide, *un régime médicamenteux*, et dans ce cas fournir toutes les indications utiles.

Il est en effet, des *médicaments*, qui passent en partie, sinon en totalité, dans les urines et qui peuvent dans bien des cas, et lorsqu'on en ignore la présence, fausser non seulement les indications analytiques, mais encore les déductions à tirer des résultats obtenus.

C'est ainsi que les régimes médicamenteux chlorurés et bromurés viennent augmenter indûment le chiffre que l'analyse attribue au chlorure de sodium ; que les régimes phosphatés divers, augmentent le chiffre de l'acide phosphorique ; que les purgatifs ou laxatifs sulfatés sodique ou magnésien, augmentent le taux des sulfates, d'où il suit qu'il n'y a plus de rapport normal entre le poids de ces corps avec ceux des autres principes constituants, avec celui de l'urée excrétée, notamment. Dans l'ignorance, on est tenté d'interpréter ces faits comme résultant d'un mauvais fonctionnement de l'organisme, ou bien comme devant être attribués à une déminéralisation exagérée.

Toutes les fois qu'une urine donne un louche, si minime soit-il, avec le réactif de Tanret, avant de conclure à la présence d'albumine ou de peptones, il faut rechercher les corps qui sont susceptibles, étant absorbés, de passer dans les urines en conservant leur propriété de préciter par le réactif de Tanret; les alcaloïdes et l'antipyrine sont de ce nombre.

Les médications arsenicales, mercurielles, iodurées, salicylées ou phénoliques ont pour effet l'élimination de ces produits par les urines et il peut y avoir souvent grand intérêt à pouvoir constater leur présence, ce qui est de nature parfois à faciliter un diagnostic et à affirmer ou infirmer, ce que l'interrogatoire d'un malade, ou son examen même approfondi, ne permet pas d'élucider.

Enfin, il est d'autres principes médicamenteux, le semen-contra ou la santonine, la rhubarbe, le séné, qui provoquent une coloration des urines qui laisserait supposer, de visu, à un excès de pigments biliaires.

Nous allons dire quelques mots de la recherche d'un certain nombre de ces substances, en nous bornant aux plus importantes ou aux plus fréquemment rencontrées dans les urines, et en ne donnant que les procédés les plus pratiques, et les plus simples pour les faire découvrir.

Les substances médicamenteuses que l'on peut, le plus fréquemment rencontrer dans les urines, sont, par ordre alphabétique, les suivantes :

Acides : acide salicylique et ses dérivés.

Alcaloïdes : quinine, morphine.

Antipyrine, arsenic, bromures, chlorates, iodures, lithine, mercure, rhubarbe, santonine, séné.

a) ACIDE SALICYLIQUE. — Qu'il provienne d'absordtion d'acide salicylique, de salicylates alcalins ou d'ethers salicyliques qui sont décomposés dans l'organisme, on peut déceler dans les urines la présence d'acide salicylique.

Lorsque la quantité est relativement élevée, le perchlorure de fer dilué, donne directement dans l'urine une coloration violacée ; il faut verser assez de réactif pour précipiter les phosphates, mais pas un grand excès. On filtre et le liquide filtré apparaît coloré.

Lorsque la quantité est faible on opère sur 10 centimètres cubes d'urine que l'on acidule avec quelques gouttes d'acide chlorhydrique et on épuise par 15 centimètres cubes de benzène cristallisable.

On verse le benzène dans un flacon, on agite et peu à peu on y introduit l'urine en agitant chaque fois. On ne met d'autre urine que quand le mélange s'est complètement séparé. Après quoi on décante le benzène que l'on filtre dans un large tube à essais, on ajoute 2 centimètres cubes d'eau distillée et une goutte d'une solution d'alun de fer à 1 p. 100 on agite et on laisse reposer. Les moindres traces d'acide salicylique dans l'urine se manifestent par la coloration violette du liquide qui se sépare du dissolvant. (Méthode du docteur Ch. Blarez.)

b) ALCALOÏDES. — Les principaux alcaloïdes à rechercher dans les urines sont la *quinine* et la *morphine*.

Lorsqu'une urine contient de la *quinine*, elle donne un précipité ou un louche, avec le réactif Tanrêt, qui disparaît par addition d'alcool ou par la chaleur.

Pour rechercher la *quinine* on place dans un verre 10 centimètres cubes d'urine avec dix gouttes d'ammoniaque. D'autre part on verse dans un flacon 15 centimètres cubes d'éther pur, on agite et on ajoute peu à peu l'urine ammoniacale dans le flacon, on agite chaque fois et on laisse le liquide se séparer pour éviter l'émulsion. Après quoi, on décante, on filtre l'éther dans un tube à essais, on y ajoute 2 centimètres cubes d'eau additionnée de deux gouttes d'acide sulfurique au dixième, on agite de nouveau et après séparation on doit apercevoir la fluorescence bleue du *sulfate de quinine acide*, lorsqu'on éclaire le tube par une vive lumière.

Dans le liquide sulfurique dans lequel on peut recueillir la totalité des alcaloïdes dissous par l'éther, si on laisse ce dernier s'évaporer spontanément en versant le tout dans une petite capsule évasée, après avoir chassé les dernières traces d'éther par chauffage pendant un quart d'heure au bain-marie, on peut faire les réactions principales de la quinine, mais on peut aussi tenter la recherche de la *morphine* dans le cas d'absence de quinine. Le liquide résiduel est encore concentré de façon à être réduit à un demi centimètre cube, puis disposé par gouttes isolées sur des plaques de verre, pour faire les réactions suivantes :

1° Au contact de solution iodo-iodurée (réactif Bouchardat) il doit se former un précipité brun, sinon il est inutile d'aller plus loin ;

2° Au contact du réactif Tanret, il doit y avoir un précipité.

Les autres gouttes sont abandonnées à elles-mêmes, à froid, jusqu'à presque complète dessication et on opère sur les résidus.

a) Le réactif de Fröhde (acide sulfurique pur renfermant des traces de molybdate de soude) donne une coloration violette ;

b) Le réactif acide sulfurique formolé à 1 p. 100 (Denigès), produit une coloration rouge carmin ;

c) Le mélange de perchlorure de fer et de ferricyanure de potassium, donne une coloration bleue.

Pour faire ces essais, on met en contact le produit résiduel, resté sur les lames de verre, avec une goutte des réactifs, au moyen d'une baguette de verre. Les plaques de verre sont déposées sur une feuille de papier blanc, pour permettre de mieux voir les teintes produites ; après contact de quelques instants on mélange avec la baguette de verre le réactif au résidu.

La dernière réaction est obtenue en outre avec les *leucomaïnes* et les *ptomaïnes*.

Comme nous l'avons déjà dit, il peut se rencontrer dans les urines des traces de *leucomaïnes*, ces dernières seraient décelées par une fluorescence verte, plus ou moins accentuée, lorsqu'à 10 centimètres cubes d'urine limpide on ajouterait V gouttes de réactif de Von Jacks formé de :

Iode	5 gr.
Iodure de potassium......	10 gr.
Eau distillée............	10 gr.

c) ANTYPYRINE. — L'antipyrine communique aux urines, la propriété de se colorer en rouge par le perchlorure de fer. On verse ce réactif dilué, goutte à goutte, de façon à précipiter tous les phosphates et on filtre. Les urines renfermant de l'antipyrine précipitent par le réactif Tanret ; ce précipité est soluble à chaud et se reforme par refroidissement, il se dissout également dans l'alcool.

La réaction par le perchlorure de fer est assez sensible, mais elle peut être troublée par la présence d'acide acétylacétique et par l'acide salicylique.

Pour éliminer l'action du premier, il suffit de faire bouillir l'urine pendant quelques minutes; pour le second on défèque l'urine avec un dixième de son volume d'azotate de plomb à 10 p. 100 (on ne doit pas employer l'acétate, pour éviter l'action ultérieure de l'acide acétique sur le perchlorure de fer). L'antipyrine n'étant pas influencée par ces deux opérations, si le liquide filtré se colore encore par le perchlorure de fer, c'est que l'urine renfermait bien de l'antipyrine.

d) Arsenic. — L'arsenic ingéré, passe dans les urines par lesquelles se fait lentement l'élimination.

Nous recherchons l'arsenic de la manière suivante : 25 centimètres cubes d'urine sont évaporés à siccité avec la quantité de solution de nitrate de magnésie que nous avons indiquée page 120, à propos de la détermination des substances salines.

Le résidu est traité par 2 à 3 grammes d'eau distillée, on ajoute 6 à 8 centimètres cubes d'HCl pur, on transvase dans un verre à précipiter, on laisse déposer et le liquide clair est décanté dans un tube à essais un peu grand. On ajoute 15 centimètres cubes de réactif Bougault (à l'acide hypophosphoreux) on mélange et on place au bain-marie bouillant pendant dix minutes. Si l'urine ne renferme pas d'arsenic le liquide reste incolore ; s'il y a de l'arsenic, ne serait-ce qu'à l'état de traces, le liquide devient jaune foncé et louche ; avec la quantité, la couleur peut atteindre le brun foncé et même le noir, et il se forme presque aussitôt un dépôt d'arsenic métalloïdique.

Lorsqu'il n'y a que des traces d'arsenic, la coloration jaune et le léger louche font place à un très léger dépôt marron, qui n'est complet qu'au bout de 24, 48 ou 72 heures, lorsque les traces sont infinitésimales, mais qui, néanmoins, sont apparentes.

Le réactif Bougault se prépare ainsi :

Hypophosphite de sodium . . . . 20 gr.
Eau distillée. 20 —

Faire dissoudre en triturant dans un mortier et ajouter :

Acide chlorhydrique chimiquement pur. 200 cmc.

Il se fait un abondant dépôt de chorure de sodium et le liquide limpide et incolore qui le surnage, est décanté.

e) BROMURES. — On place dans un tube à essais, 10 centimètres cubes d'urine, une ou deux gouttes de chromate jaune de potasse et une goutte d'acide sulfurique. On mélange. On verse dans le tube 3 à 4 centimètres cubes de chloroforme, on retourne plusieurs fois le tube sur lui-même sans agiter violemment, pour ne pas émulsionner, et on laisse déposer.

La présence des bromures se manifeste par la colo-

15

ration jaune du chloroforme, qui gagne la partie inférieure du tube.

f) CHLORATES. — On prend de l'urine déféquée au
sous-acétate de plomb, on précipite l'excès de plomb
par du carbonate de soude et on filtre. 1 centimètre
cube du liquide filtré est additionné d'une goutte d'aniline et de 1 centimètre cube d'acide sulfurique.

La présence des chlorates est révélée par une coloration bleue (Denigès).

Un autre procédé, assez sensible, consiste à colorer
légèrement de l'urine avec un sulfindigotate alcalin,
aciduler légèrement avec l'acide sulfurique et verser
goutte à goutte du bisulfite de soude. La coloration
bleue doit disparaître instantanément, s'il y a du chlorate de potasse (Bruneau).

g) IODURES. — On les retrouve très facilement, notamment dans la recherche de l'indican. On peut
mettre l'iode en évidence dans une urine, en addition-
nant celle-ci d'un peu de perchlorure de fer, et en y
plongeant un morceau de papier amidonné qui bleuit ;
ou en chauffant le mélange jusqu'à ébullition, le papier amidonné exposé aux vapeurs, bleuit également.

Un autre procédé consiste à mettre dans un tube à
essais 10 centimètres cubes d'urine, 1 goutte d'azotite de
soude étendu, 1 goutte d'acide sulfurique et 3 à
4 centimètres cubes de chloroforme, on continue
l'opération comme il est exposé précédemment à propos des bromures.

Le chloroforme doit se colorer en violet.

h) LITHINE. — On prépare les cendres magnésiennes de 25 centimètres cubes d'urine, on les arrose avec de l'acide chlorhydrique et on évapore à siccité pour chasser l'excès d'acide.

Le résidu est épuisé par un mélange de 10 centimètres cubes d'alcool à 95° et 10 centimètres cubes d'éther pur, qui ne dissout que le chlorure de lithium. On évapore à sec, et on fait l'examen spectroscopique de la flamme d'un brûleur dans lequel on place un peu du résidu au moyen d'un fil de platine. La flamme se colore en rouge, et on aperçoit une raie rouge très brillante à gauche de la raie C de Frauenhofer c'est-à-dire entre l'orangé et le rouge.

i) MERCURE. — On peut le rechercher par le procédé Merget. On place 100 centimètres cubes d'urine dans un flacon, on ajoute 10 grammes d'acide sulfurique et on plonge de 1 centimètre environ, l'extrémité d'un fil de cuivre pur, aplati au marteau et bien décapé d'abord par l'action de la chaleur rouge, lavage à l'eau, trempage dans l'acide azotique et nouveau lavage à l'eau. On laisse en contact pendant quarante-huit heures pour permettre au mercure de se déposer, on enlève ensuite le fil, on le lave à l'eau, à l'alcool, à l'éther et on le laisse sécher. Le fil est alors placé dans une feuille de papier de soie pliée en deux, qui, elle-même, est mise dans un morceau de papier réactif, également plié en deux, et le tout est comprimé au moyen d'une petite presse ou d'un poids suffisant.

Le papier réactif Merget se prépare en enduisant du papier blanc écolier, d'une solution d'azotate d'argent ammoniacal préparée ainsi :

Azotate d'argent cristallisé..   5 grammes.
Eau distillée...............   10 grammes.

Faire dissoudre au mortier et ajouter goutte à goutte de l'ammoniaque pure, jusqu'à redissolution du précipité qui se forme tout d'abord.

Le papier est desséché dans un endroit sec et obscur à basse température.

Les vapeurs de mercure qui traversent le papier de soie, réduisent la solution argentique, en formant une tâche brune estompée, qui donne le dessin du fil de cuivre.

Si, au bout d'une heure, il n'y a pas traces de réduction, on peut considérer l'urine comme exempte de mercure.

Dans le cas de quantités très appréciables, la réduction est manifeste au bout de dix minutes.

j) RHUBARBE. SEMEN CONTRA et SANTONINE. SÉNÉ. — Lorsqu'on additionne des urines, dont la couleur est modifiée par l'absorption d'une quelconque de ces substances, d'une petite quantité d'alcali : potasse, soude ou ammoniaque, elles prennent une nuance rouge très manifeste et très stable dans le cas de rhubarbe et de séné, peu durable au contraire dans le cas du semen contra ou de la santonine.

Cette coloration disparaît assez rapidement lorsque dans le liquide coloré alcalin, on introduit quelques fragments de tournure de zinc ou de la poudre de zinc, dans le cas de la rhubarbe et du séné ; dans le cas de la santonine et du semen contra, au contraire, la couleur persiste.

Enfin l'eau de baryte précipite le pigment dû à la rhubarbe et au séné, et ne précipite pas celui dû à la santonine ou au semen contra.

CHAPITRE XII

Anomalies présentées par les urines dans les différents états dyscrasiques et dans les maladies aiguës.

§ I. — Généralités.

Nous avons indiqué au cours de ce volume et à propos de chaque élément constitutif de l'urine normale ou anormale, la signification que pouvait avoir la présence ou l'absence de certains de ces éléments et les relations qui, normalement, devaient exister dans les proportions respectives des éléments constitutifs les plus essentiels.

Il y a cependant encore quelque chose à dire. il y a à donner un résumé de ce que sont les urines dans les différentes affections, soit chroniques, soit aiguës, en ce qui concerne toutefois les plus fréquentes.

Il y a beaucoup à faire encore dans cette voie, et si les matériaux qui permettraient d'écrire à la rigueur de gros volumes, ne manquent pas, leur qualité en revanche est souvent si précaire et les contradictions sont tellement nombreuses, qu'on doit apporter à une telle œuvre la plus grande prudence.

Quoi qu'il en soit, l'état normal ou physiologique d'un individu, peut être troublé par des causes permanentes dont les conséquences, permanentes aussi, se manifestent par un état maladif plus ou moins grave. C'est un état *diathésique*. Ces états diathésiques, au point de vue principalement urologique, sont la dyscrasie hyperacide et la dyscrasie hypoacide, toutes deux en dehors et en sens inverse de l'état normal.

Or, tous les phénomènes de la nutrition ne s'accomplissent normalement, que lorsque le milieu liquide, ou plasma, qui imprègne l'organisme, possède une composition saline bien déterminée et à réaction chimique *absolue*. Dans cet état de neutralité apparente à certains réactifs, ou bien alcaline ou acide pour d'autres, milieux renfermant en dissolution des acides polybasiques, mais d'intensité acide très variable tels que, l'acide phosphorique, l'acide carbonique ou des acides organiques à fonctions mixtes, des composés amidés divers jouent un rôle prépondérant, et dont les fonctions acides ne sont neutralisées qu'incomplètement.

Si la réaction chimique *absolue* de ce milieu se trouve modifiée, si cette acidité *absolue* augmente par exemple, il s'en suit une gêne notable dans les phénomènes d'oxydations intraorganiques, les albuminoïdes ne sont pas complètement brûlés, et cela d'autant moins que l'acidité du milieu augmente. De ces faits découle toute une série de désordres dans l'économie. Ces désordres se manifestent par des altérations plus ou moins grandes des muqueuses en général de la peau, des téguments (herpès, eczéma, psoriasis, etc.), des organes et viscères principaux, etc., etc., et ils ont une répercution sur l'émission urinaire telle, que l'examen complet des urines permet de reconnaître le mal, sa gravité et de montrer du même coup, ie régime et la médication à employer.

Il s'agit, dans ce cas, de ce qu'on a appelé depuis longtemps, et ce qu'on appelle encore l'*arthritisme*. C'est une des grandes manifestations de l'état maladif créé par le ralentissement de la nutrition sous cette influence hyperacide.

§ II. — Urines des Arthritiques.

Ces urines dites encore *hyperacides* sont caractérisées par une couleur généralement assez foncée et la présence d'un notable excès d'uroérhytrine, signe d'une certaine insuffisance des cellules hépatiques ; à une densité plutôt au-dessus de 1.020; un volume sensiblement normal, ou un peu au-dessous de la normale par rapport au poids du sujet ; une hyperacidité manifeste et constante avec des acides libres organiques, ce qui a pour effet d'occasionner des dépôts d'urates acides, ou d'acide urique cristallisé. Il y a aussi fréquemment des dépôts d'oxalate de calcium.

Les matières extractives totales, sont généralement plus élevées que le chiffre déduit de la densité, parce qu'il y a dans ces urines un véritable excès de principes organiques, par rapport aux principes minéraux, et parmi ceux-ci figurent, quelquefois, du glucose et d'autres corps réducteurs tels que des pentoses. L'acide urique et les composés xantho-uriques sont en excès. L'urée, les phosphates et les chlorures souvent un peu au-dessous de la moyenne. Ces urines louchissent très fréquemment par le réactif Tanret, ce qui est dû à des albumoses ou peptones, et elles réduisent très fréquemment la liqueur cupro-potassique, ou elles la décolorent facilement, ce qui est le fait d'un petit excès de *créatinine*. Il est souvent difficile de caractériser cependant, soit les peptones, soit le glucose dans les urines de vingt-quatre heures mélangées, mais si on peut examiner les urines des différentes émissions, on reconnaît l'existence des premiers dans les urines qui suivent de quelques heures les repas, et le glucose dans les urines de la matinée.

Dans des cas de complication, ou à la suite de fatigue ou d'une affection aiguë, d'un refroidissement, d'un excès de nourriture ou de boissons alcooliques, l'acidité augmente dans des proportions quelquefois très fortes, du sucre peut apparaître en quantité allant de 5 grammes à 30 grammes par vingt-quatre heures.

Mais il n'en est pas toujours ainsi, et d'une façon pour ainsi dire permanente, il peut y avoir de grands excès d'acide urique. Cet excès d'acide urique, lorsqu'il n'est plus momentané, mais bien constant, occasionne des dépôts dans la vessie et l'émission de sable urique rouge, c'est la gravelle urique; il peut aussi se déposer et former des cristaux plus ou moins volumineux dans la vessie (calculs uriques) ou dans les reins, et lorsque ceux-ci sont expulsés, ils provoquent des coliques néphrétiques. Lorsque l'acide urique n'est pas rejeté de l'organisme, au fur et à mesure de sa production, il s'y accumule et provoque les rhumatismes articulaires et l'affection que l'on connaît sous le nom de goutte.

Au bout de quelques jours, avec un régime et une

15.

médication appropriés, tout rentre dans l'ordre habituel, tout au moins dans la majorité des cas.

Cet état arthritique est souvent accompagné d'un état congestif du foie, et on peut retrouver dans l'urine de l'urobiline, des pigments biliaires, et même des acides biliaires, signe de la désorganisation partielle de cet organe.

§ III. — URINES DES HYPOACIDES.

Dans le cas, au contraire, où le milieu liquide de l'économie voit son acidité absolue tomber au-dessous de la normale, on assiste alors à une véritable exagération des combustions internes, et à une élimination de matériaux entièrement brûlés. Si l'organisme répare par une alimentation, soignée et suffisante, les pertes qui se font quotidiennement, il n'y a pas grand inconvénient ; mais, il y a à redouter dans un tel état, une fatigue de l'estomac, fatigue d'autant plus prompte à survenir, que le liquide gastrique se trouve appauvri en acides libres. Alors, l'organisme continue à perdre plus qu'il ne reçoit, il y a d'abord amaigrissement, affaiblissement général, et malheureusement préparation d'un terrain de culture très propice au développement d'un grand nombre de maladies contagieuses d'ordre microbien.

L'examen complet des urines d'un tel sujet, permet de reconnaître cet état diathésique, et d'en indiquer la gravité.

Quant à l'origine de ces états diathésiques, qui peuvent être acquis ou héréditaires, il est difficile, sinon impossible, de résoudre cette question par l'urologie seule.

Les urines des *hypoacides* sont peu colorées, de densité plutôt inférieure à 1.020 et le volume de 24 heures plus élevé que ne le comporte le poids actif du sujet. L'acidité est inférieure à la normale, et il n'y a pas d'acides libres. L'urée, les phosphates et les chlorures sont en excès sur la normale, et l'acide urique en diminution. L'extrait sec est très voisin du nombre calculé au moyen de la densité.

Ces urines déposent très fréquemment, et elles se troublent souvent par l'action de la chaleur. Dépôts et troubles sont dus à la précipitation de phosphates terreux, qu'un peu d'acide acétique redissout.

Cet état d'*hypoacidité*, précède souvent l'état de misère physiologique, l'état d'anémie, l'état cachectique. Il y a diminution du volume des urines et diminution de tous les principes constituants, à l'exception parfois des phosphates, à certains moments. On trouve aussi, assez fréquemment, des albumoses ou des peptones, ou bien de l'albumine. Ces urines ne déposent que rarement, si ce n'est des déchets épithéliaux provenant de desquamation. Il n'y a pas non plus de dépôts de phosphates, même quand il y a relativement assez d'acide phosphorique, parce que cet acide est entièrement combiné à des alcalis, potasse ou soude.

A cet état spécial de l'organisme, correspond aussi l'état le plus habituel des personnes dites « scrofuleuses » c'est-à-dire, de celles qui, par appauvrissement de l'organisme et terrain préparé, sont aptes à faire avec la plus grande facilité des suppurations, et aussi, à être envahies par les affections tuberculeuses, cancéreuses, et peut-être syphilitiques.

§ IV. — URINES A L'AGE CRITIQUE

Ces deux grandes diathèses hyperacide et hypoacide peuvent permettre à un organisme qui sait se défendre, ou que le médecin défend par ses conseils, de lutter victorieusement jusqu'à un âge assez avancé ; on doit ajouter, si les circonstances sont favorables, et cela surtout, si l'on persuade au malade qu'il faut savoir supporter philosophiquement, ce qu'on appelle les misères physiques de la vie. Mais il faut bien reconnaître, que là où un organisme sain et normal résiste, un organisme diathésique succombe. D'où la nécessité d'être bien fixé, et de bonne heure, sur son état, pour pouvoir parer à bon escient, à toutes les atteintes de la maladie.

Si dans la période de la vie, qui s'écoule entre l'époque où l'on devient adulte jusqu'à 50 à 55 ans, chacun vit avec les inconvénients et les avantages très relatifs de son état diathésique. dans le cas où l'organisme n'est pas sain dans l'acception propre du mot, à partir de cet âge, il se produit certaines modifications qui font que tout, en notre être, peut se métamorphoser, et que des maladies surgissent tout à coup et cela contrairement à toutes prévisions. C'est l'âge critique de la vie, aussi bien pour l'homme que pour la femme, état, qui chez cette dernière est annoncé par la ménaupose. On observe ainsi des états hyperacides ou hypo-

acides qui s'exagèrent; on voit des états hyperacides
dégénérer en états hypoacides, et réciproquement.
C'est alors, le cas où jamais, de surveiller les
urines, qui révèlent l'état du milieu sanguin, où
s'effectue les phénomènes de nutrition.

C'est à cet époque de la vie, principalement, que des
glucosuries légères ou passagères, des secrétions un
peu plus que normales d'urée, de phosphates, dégé-
nèrent en un état permanent et continu, avec polyurie et constituent ainsi les différents diabètes.

C'est également à cette époque de la vie, que le plus
souvent, des états reconnaissables par l'hypoacidité et
par des albuminuries légères, deviennent sérieuses et
graves et que la désorganisation des reins et des tu-
niques vasculaires, occasionnent des complications, du
côté du système circulatoire, souvent mortelles.

Voilà en résumé les conséquences les plus habi-
tuelles de ces deux états dyscrasiques : hyperacide et
hypoacide.

Nous allons dire maintenant. quelques mots des
urines relatives à certaines maladies, que l'on peut
considérer comme dérivant des états dyscrasiques
dont nous venons de parler.

§ V. — URINES DES DIABÉTIQUES.

Le diabète est une affection essentiellement carac-
térisée par une polyurie très manifeste (et sa conséquence la polydypsie) ; polyurie accompagnée de la
présence d'un constituant anormal de l'urine glucose
ou quelquefois, mais très rarement de lévulose, lac-

tose, pentoses. C'est *le diabète sucré*. D'autres fois, ce sont des principes normaux de l'urine : l'urée, l'acide phosphorique, qui sont éliminés en excès, les urines ne sont pas sucrées. C'est le *diabète insipide*.

La plus importante de ces affections est le diabète sucré, on en distingue plusieurs dont nous allons parler.

a) *Diabète gras des arthritiques.* — Ainsi nommé parce qu'il est une complication fréquente de l'état arthritique. Il succède bien souvent à l'obésité, avec laquelle il vit plus ou moins longtemps, et qu'il finit par vaincre.

Le diabète des arthritiques, n'arrive que progressivement. En ce qui concerne les urines, on constate :

1º Que la quantité en 24 heures augmente avec l'intensité de l'affection ;

2º Que la densité qui reste d'abord stationnaire, augmente également pour dépasser 1.020 et atteindre 1.030 et 1.040 ;

3º La couleur des urines tend à s'atténuer en raison inverse du volume émis ;

4º Les matériaux excrétés en 24 heures, c'est-à dire l'extrait sec, augmente d'une façon continue, et les matières organiques autres que l'urée et l'acide urique augmentent aussi graduellement par rapport à l'urée et l'acide urique, qui restent à peu près stationnaire ou n'augmentent en même temps que les chlorures et les phosphates, que s'il y a polyphagie et grande absorption d'aliments azotés;

5º Le sucre qui au début était peu abondant et oscillant d'un jour à l'autre en quantités comprises entre 1 et 10 grammes se montre d'une façon permanente, tant dans les urines de la nuit, que dans celles du jour, et cela en proportion d'autant plus grande, que la maladie est accentuée.

Dans cette courbe ascendante, on voit le volume des urines de 24 heures passer de 2 litres à 3 litres, 4, 5, 6 et exceptionnellement 10 et 20 litres, en même temps que la quantité de sucre, va de 10 à 80 grammes et quelquefois plus par litre, et la quantité en 24 heures, de 20 à 400 grammes et même plus. Mais, souvent, sous l'influence d'un régime et d'une médication appropriés, le volume des urines se maintient entre 2 et 4 litres, et la quantité de sucre en 24 heures entre 25 à 50 grammes. C'est la période d'état du diabète.

Comme complication fréquente du diabète, se manifeste de l'albuminurie, qui n'est jamais très intense, 1 gramme à 1 gr. 20 en 24 heures.

Une autre complication est l'*acétonurie*, qui par elle-même n'aurait rien de grave, si ce n'est que dans le diabète, l'acétone est accompagnée d'acide diacétique et d'acide β-oxybutyrique, qui sont des poisons de l'organisme, l'urine n'en élimine qu'une faible portion, et ce qui reste, est la cause prédominante du coma diabétique.

b) *Diabète maigre ou pancréatique*. — C'est surtout le diabète des jeunes gens et des non-arthritiques, il aurait pour origine une lésion du pancréas. Cette affection provoque un amaigrissement rapide. Les urines sont claires, très abondantes et elles renferment beaucoup de sucre. Leur densité est forte. A côté du sucre, on trouve le plus souvent des excès d'urée et d'acide phosphorique et ces excrétions sont indépendantes du régime alimentaire, et indiquent une autophagie réelle.

c) *Diabètes sucrés divers.* — Il est d'autres cas de diabètes sucrés, qui ne sont que des exagérations momentanées ou permanentes, sous l'influence hépatique d'un état léger de glucosurie.

Enfin, il est un diabète bien connu, c'est celui qui résulte de certaines lésions des centres nerveux et notamment du quatrième ventricule, diabète dans lequel les urines sont très claires, très abondantes et très sucrées, et qui guérissent en même temps que les lésions qui l'ont provoqué.

§ VI. — Urines des hépatiques.

Toutes les fois que le foie cesse de fonctionner normalement, pour une raison quelconque, la répercussion sur les urines est immédiate. Lorsqu'en effet la cellule hépatique est malade, et ne suffit plus pour remplir intégralement sa fonction, il y a *insuffisance hépatique* ; et alors, les urines prennent une coloration de plus en plus foncée, s'éloignant de la normale.

Il y a d'abord substitution partielle à l'urochrome, d'*uroérythrine*, les urines deviennent rougeâtres, cette uroérythrine augmentant, tapisse parfois les parois des vases, et colore en rouge brique foncé, les dépôts qui se forment, et qui sont des dépôts uriques principalement.

Ensuite, peut apparaître de l'*urobiline* en quantité anormale; et toute formée, tandis que celle qui existe dans l'urine normale, est à l'état de chromogène.

Enfin, les pigments biliaires ordinaires *biliverdine* et *bilirubine* apparaissant dans l'urine.

L'acidité des urines est augmentée, parfois dans de grandes proportions, avec présence d'acide lactique libre.

L'urée est notablement diminuée par rapport à l'ensemble des autres éléments et par rapport notamment à l'acide urique. C'est un des caractères les plus tranchés de l'insuffisance hépatique; mais en revanche l'ammoniaque augmente très sensiblement.

Le rapport azoturique est bien diminué.

Le raprort du soufre des surfaconjugues au soufre total est dit-on diminué, mais nous estimons que des expériences très précises seraient encore à faire pour affirmer un tel fait.

Plus est grande l'insuffisance hépatique, plus le sang et par suite l'urine, se chargent de substances toxiques, et à leur passage, le rein arrive à être infecté, d'où albuminurie et présence de cylindres rénaux.

Une légère insuffisance hépatique est étroitement liée à l'arthritisme, et peut s'aggraver sous différentes causes, un simple abus de boissons spiritueuses, vins généreux, liqueurs.

Les empoisonnements par le phosphore ou par l'arsenic ont pour premier effet sur le foie de produire de l'insuffisance qui s'accentue rapidement par la dégénérescence de cet organe.

La congestion du foie, les cirrhoses atrophiques et hypertrophiques, les différents ictères, produisent des modifications dans les urines plus ou moins dans le même sens que celui que nous venons d'indiquer; il doit y avoir en outre beaucoup de ces perturbations qui à l'heure actuelle ne sont que soupçonnées, et demanderaient à être minutieusement étudiées.

§ VII. — URINES DANS LES AFFECTIONS DES VOIES URINAIRES.

Le rein est comme tous les organes, sujet à une grande variété d'affections, qui ont toutes une répercussion sur les urines, les plus fréquentes sont : les *congestions rénales* et les *néphrites*.

Dans les *affections vésicales*, les urines sont neutres ou alcalines, et parfois fortement ammoniacales, elles renferment du pus, des éléments épithéliaux de la vessie, quelquefois du sang. Ces urines sont troubles à l'émission, et dans les dépôts on trouve des phosphates terreux, et des phosphates ammoniaco-magnésiens. Cet ensemble de caractères se rencontre dans ce qu'on appelle les *cystites*. Mais il est des affections graves, qui se manifestent par des symptômes encore plus accentués que ce que nous venons de signaler, qui varient selon la nature des complications, et qu'il n'est pas possible de résumer en quelques lignes.

Dans la *congestion rénale,* le volume des urines est considérablement diminué, la couleur est foncée, rougeâtre ou brunâtre; les urines sont assez denses (plus de 1,020). Les éléments normaux sont en excès.

On trouve toujours de l'albumine, mais en faible quantité, souvent aussi du sang : hémoglobine, hématies, leucocytes.

Dans le dépôt on rencontre, des urates et quelquefois des cylindres hyalins étroits, et des cellules épithéliales rondes du rein. L'albumine disparaît en même temps que l'état congestif de l'organe.

Dans la *néphrite aiguë*, il y a également olygurie, et parfois anurie complète. Les urines sont troubles, rougeâtres ou brunâtres et très foncées, de forte densité 1,030 et plus. Elles sont très acides et *relativement* riches en éléments normaux, mais si on rapporte les quantités à vingt-quatre heures, on trouve au contraire, une faiblesse marquée en constituants.

La présence de l'albumine est constante et à dose assez élevée, 5 à 15 grammes et plus par vingt-quatre heures, l'albumine comprend de la sérine et de la globuline. C'est l'*albuminurie brightique*.

Ces urines abandonnent un sédiment important composé d'urates, d'acide urique, et d'éléments figurés tels que : hématies, leucocytes, cylindres granuleux étroits, cylindres épithéliaux, cylindres hémorragiques, cellules épithéliales rondes du rein et cellules du bassinet.

Tout cela en plus ou moins grande abondance suivant la gravité du mal.

Dans les *néphrites chroniques*, il y a tout d'abord lieu de distinguer :

1° Le cas *des néphrites parenchymateuses à gros rein blanc*. — Il n'y a pas d'olygurie, mais les urines sont très colorées, troubles dès le moment de l'émission, de densité élevée, l'urée est presque normale, il y a toujours de l'albumine 5 à 6 grammes en vingt-quatres, sauf dans les poussées aiguës où la quantité peut beaucoup augmenter.

Dans les sédiments, avec l'acide urique et les urates,

on trouve des cellules épithéliales rondes du rein, des cylindres hyalins, des cylindres légèrement granuleux, puis des cylindres colloïdaux et cireux. Les cylindres épithéliaux sont rares. On peut aussi constater des hématies, des leucocytes et des cylindres hémorragiques.

2° *Le cas des néphrites interstitielles à petit rein.* — Il y a polyurie, les urines sont jaune paille, quelquefois presque incolores, de très faible densité 1,010 environ. Les éléments constitutifs de vingt-quatre heures ne sont que peu modifiés.

Ce qui caractérise donc cette néphrite ce n'est pas l'aspect de l'urine, mais la présence constante de l'albumine, 1 à 2 grammes en vingt-quatre heures. (Ces urines ne possèdent pas le plus souvent de sédiment apparent, aussi l'examen microscopique doit-il se faire après un long repos de l'urine, et mieux après centrifugation du dépôt ; on y trouve, mais quelquefois difficilement, des cylindres hyalins et colloïdaux.

Les néphrites peuvent se compliquer de *pyurie*.

L'examen cryoscopique des urines (voir page   et suivantes) est de nature à fournir des renseignements précis, relativement à l'état des reins, et sur l'activité circulatoire.

§ VIII. — Urines dans l'état fébrile.

Dans l'état fébrile, l'élévation de température est le résultat d'une suractivité des combustions internes, sous l'influence le plus souvent d'un poison d'origine

microbienne, se trouvant accidentellement dans le
sang.

De cet état, il résulte que, si la personne ne s'ali-
mente que peu ou point, et qu'il y ait des vomissements, ce qui est fréquent, on se trouve en présence
d'une diminution dans le volume des urines de vingt-
quatre heures, d'où une concentration d'autant plus
grande de tous les éléments constitutifs de l'urine qui
sont précisément secrétés en plus grande quantité
qu'à l'état normal. Mais l'urine au début d'une fièvre,
possède la même constitution générale qu'une urine
de même densité, toutefois avec les caractères qu'elle
possédait avant le début de la fièvre, relativement par
exemple à l'acidité et à l'acide urique ; au bout de peu
de temps, surtout s'il y a des vomissements, l'acidité
diminue relativement, de même que l'acide urique.
L'urée, les phosphates et les sulfates restent élevés et
dans un rapport constant, tandis que les chlorures,
qui ne proviennent pas, comme les corps précédents
des albuminoïdes, diminuent rapidement et au bout
de peu de jours arrivent à n'être que de 2 à 3 grammes
par vingt-quatre heures.

Ces urines fébriles sont généralement très colorées,
elles sont très toxiques, si elles déposent fréquemment des urates acides, et de l'oxalate de calcium, ce
n'est pas parce qu'il y a surproduction de ces composés, mais bien parce que ces urines sont très concentrées, et que ces corps sont très peu solubles à
froid. On rencontre fréquemment dans les urines fébriles des albuminoïdes et des traces d'alcaloïdes, *leucomaïnes*, traces difficilement décelables parfois si
le malade a pris de la quinine, ou d'autres alcaloïdes

ou de l'antipyrine. L'indican et l'urobiline y sont assez fréquents.

Lorsque la fièvre cesse, tout revient en l'état et les urines deviennent même plus abondantes qu'à l'état normal, et il y a alors un véritable excès de chlorures jusqu'à ce que l'équilibre soit rétabli.

Dans la fièvre rhumatismale aiguë, dans la pneumonie, les fièvres éruptives bénignes, la rougeole par exemple, les urines se comportent généralement comme il est exposé ci-dessus.

Dans les fièvres graves, la variole, la fièvre typhoïde, au début, c'est-à-dire dans la période ascensionnelle de la température, les urines présentent souvent les caractères généraux des urines fébriles. Au cours de ces maladies, il y a des variations extrêmes tant de l'urée que des autres éléments, les chlorures notamment restent à un taux très bas (2 grammes par 24 heures) pendant presque toute la durée de la maladie, et si cette quantité diminue, il y a lieu de redouter une terminaison fatale. Lorsque la maladie est jugulée, les chlorures augmentent, tandis que les autres éléments diminuent. Les urines des varioleux présentent au moment de la pleine évolution de cette maladie la réaction d'Ehrlich. Les urines des typhiques la présentent aussi du troisième au sixième jour et ensuite tant que durent les hautes températures du soir (températures vespérales) mais nous avons souvent observé que cette réaction faisait défaut, même dans des cas très graves de fièvre typhoïde.

§ IX. — URINES DANS LES AUTRES MALADIES AIGUES OU CHRONIQUES

Nous ne croyons pas devoir étudier en détail les modifications apportées dans la constitution des urines, par les affections autres que celles que nous venons de signaler. Ce n'est pas qu'il y ait eu beaucoup de recherches et de travaux exécutés dans ce sens ; mais il y a tout d'abord de nombreuses contradictions dans les résultats, et en second lieu, les différences ne peuvent se juger le plus souvent, que lorsqu'on effectue des analyses minutieuses qui ne sont plus du domaine des expériences cliniques, et qui sortent du cadre que nous nous sommes tracé.

§ X. — REPRÉSENTATION DES RÉSULTATS DES ANALYSES D'URINES

Pour terminer, nous allons donner deux exemples des résultats analytiques d'urines.

LE BULLETIN D'ANALYSE N° A se rapporte à une urine absolument normale, il s'agit de l'urine d'un homme sain de 36 ans, normalement constitué. Les chiffres et les résultats peuvent être pris comme types d'urines normales moyennes.

LE BULLETIN D'ANALYSE N° B est au contraire relatif à l'urine d'une femme de 54 ans, malade, et anormale au point de vue de la constition. Elle est atteinte de *diabète sucré*, de nature arthritique, avec complication d'*albuminurie* et d'*acétonurie*. Ces urines revèlent un état très grave.

BULLETIN D'ANALYSE D'URINE : N° A

le .... 190.

Echantillon d'Urine

de vingt quatre heures. Déposé par M. X···

    sur prescription du Dʳ X···

CARACTÈRES GÉNÉRAUX

Les urines examinées sont : limpides, non sédimenteuses, jaune ambré, d'odeur sui generis et fluides.

Réaction acide. Volume en 24 heures 1 litre 450 cmc. Densité à + 15° 1018

EXPÉRIENCES QUALITATIVES PRÉLIMINAIRES

1° Action de la chaleur : aucune modification, normale.

2° Action du réactif Tanret : ni louche ni précipité, tant à chaud qu'à froid, normale.

3° Action de l'acide azotique : faible zone rosée à l'intersection des deux couches, normale.

4° Recherche des corps réducteurs : aucune décoloration de la liqueur de Fehling, normale.

5° Action du perchlorure de fer : précipité grisâtre de phosphate de fer sans coloration, normale.

ANALYSE QUANTITATIVE DES ÉLÉMENTS CONSTITUTIFS NORMAUX

Indications générales afférentes au sujet dont l'urine est analysée.	Composition de l'urine analysée par litre.	Courbe indiquant les différences entre l'urine analysée et une urine normale type		Composition théorique d'une urine type, normale, de même densité.	
		Excès des constituants	Déficits des constituants		
Sexe masculin Age 36 ans	Urée .... 17 g 25			Urée .... 17 g 10	
Taille 1 m. 60 Poids 66 kg 100	Acide urique 0 g 40			Acide urique .... 0 g 414	
Poids actif ou biologique 66 kg	Chlorures (NaCl) 8 g 00			Chlorures .... 8 g 10	
Régime alimentaire mixte	Phosphates (Pʰoⁿ) 1 g 90			Phosphates ...... 1 g 80	

Régime médicamenteux _nul_

Particularités _aucune_

Sulfates (SO⁴H²)	_1ᵍ70_
Extrait sec à 100°	_38ᵍ20_
Pour 24 heures	
Volume total	_1450_
Extrait sec à 100°	_55ᵍᵣ39_

Sulfates	_1ᵍ80_
Extrait sec à 100°	_36ᵍ_
Pour 24 heures	
Volume total	_1446_
Extrait sec à 100°	_54ᵍ94_

ACIDITÉ par litre { **APPARENTE** en milligrammes d'équivalent _27_ en acide sulfurique (SO⁴H²) _1ᵍ32_ **TOTALE** { en milligrammes d'équivalent _87_ en acide sulfurique (SO⁴H²) _1ᵍ81_ Acides organiques libres _néant_

PRINCIPES ANORMAUX

ALBUMINE	_néant_	
Peptones	_néant_	
Mucine	_néant_	
Globuline	_néant_	

GLUCOSE	_néant_	
Acétone	_néant_	
Acide diacétique	_néant_	
Acide β-oxybutyrique	_néant_	

PRODUITS BILIAIRES	_néant_	
Indican	_traces_	
Urobiline	_néant_	
Hémoglobine	_néant_	

EXAMEN MICROSCOPIQUE : _Quelques rares cellules épithéliales de la vessie rachées_

OBSERVATIONS : _Urine normale à tous les points de vue_

16

BULLETIN D'ANALYSE D'URINE N° ...B....

le 190

Echantillon d'Urine   Déposé par M. *X*....

de *vingt quatre* heures   *sur prescription du D* *X*....

CARACTÈRES GÉNÉRAUX

Les urines examinées sont : *louches, sédimenteuses, très peu colorées, d'odeur forte empyreumatique fluide*

Réaction *Acide* .... Volume en 24 heures *3 litres 800* .... Densité à + 15° *1,028 (corrigée 1,013)*

EXPÉRIENCES QUALITATIVES PRÉLIMINAIRES

1° **Action de la chaleur** : *formation d'un précipité insoluble dans l'acide acétique* .. anormale

2° **Action du réactif Tanret** : *précipité abondant, ne disparaissant que partiellement à chaud* .. anormale

3° **Action de l'acide azotique** : *zone blanche indice d'albumine* .. anormale

4° **Recherche des corps réducteurs** : *décoloration et précipitation du Fehling* .. anormale

5° **Action du perchlorure de fer** : *forte coloration rougeâtre* .. anormale

ANALYSE QUANTITATIVE DES ÉLÉMENTS CONSTITUTIFS NORMAUX

Indications générales afférentes au sujet dont l'urine est analysée.	Composition de l'urine analysée par litre.	Excès des constituants	Défauts des constituants	Courbe indiquant les différences entre l'urine analysée et une urine normale type.	Composition théorique d'une urine type, normale, de même densité. *Corrigée de l'eau sucrée*
Sexe *féminin* Age *54 ans*	Urée .... *1 gr. 50*				Urée .... *1 g. 95*
Taille *1 m 56* Poids *80 kg*	Acide urique ... *0 gr. 22*				Acide urique ... *0 g. 30*
Poids actif ou biologique *75 kg*	Chlorures (NaCl) ... *1 g. 80*				Chlorures ... *5 g. 05*
Régime alimentaire *mixte*	Phosphates (P²O⁵) *0 g. 90*				Phosphates ... *1 g. 80*

boissons ... abondantes
Régime médicamenteux: Eaux minérales alcalines
Particularités: ne ... jaune d'oeuf...

Sulfates (SO⁴H²) ... 1 g. 10
Extrait sec à 100° ... 57 g. 10
Pour 24 heures
Volume total ... 3800
Extrait sec à 100° ... 217 g

Sulfates ... 1 g. 30
Extrait sec à 100° ... 28 g. 60
Pour 24 heures
Volume total ... 2.080
Extrait sec à 1000 ... 58.00
Acides organiques libres ... présence

ACIDITÉ { APPARENTE { en millièmes d'équivalent: 2.5 ... TOTALE { en millièmes d'équivalent: 2.7
par litre { en acide sulfurique (SO⁴H²): 1.22 ... { en acide sulfurique (SO⁴H²): 1.32

PRINCIPES ANORMAUX

GLUCOSE ... 36 g. 40 p. litre
Acétone ... 1 g. 8.0
Acide diacétique ... présence ?
Acide β-oxybutyrique ... présence

ALBUMINE 0,84 p. litre
Peptones ... petite quantité
Mucine ... néant
Globuline ... ?

PRODUITS BILIAIRES ... néant ?
Indican ... notable quantité
Urobiline ... néant
Hémoglobine ... présence

EXAMEN MICROSCOPIQUE : Nombreux débris épithéliaux de la vessie et des organes génitaux. Nombreux globules sanguins rouges, leucocytes. Cristaux d'oxalate de chaux.

OBSERVATIONS : Urine de diabétique (138 g. de sucre en 24 h.) avec polyurie et albuminurie. Ces urines renferment en outre de l'acétone et des acides diacétique et β-oxybutyrique en très notable quantité. Le défaut de constituants — Urée, acide urique etc. — ne sont qu'apparents, étant donné la polyurie. usez une considérable ces éléments sont excrété en véritable excès.

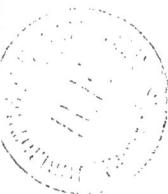

TABLE ANALYTIQUE DES MATIÈRES

16.

CHAPITRE V

Dosage des principes constituants minéraux de
l'urine et signification des résultats obtenus . 94

CHAPITRE VI

CHAPITRE VII

CHAPITRE VIII

Recherche des pigments urinaires et de leur signifi-

CHAPITRE IX

Examen microchimique des dépôts et sédiments urinaires et examen bactériologique spécial. Ana-

CHAPITRE X

CHAPITRE XI

CHAPITRE XII

Buzançais (Indre), Imprimerie F. Deverdun.

10   2   5

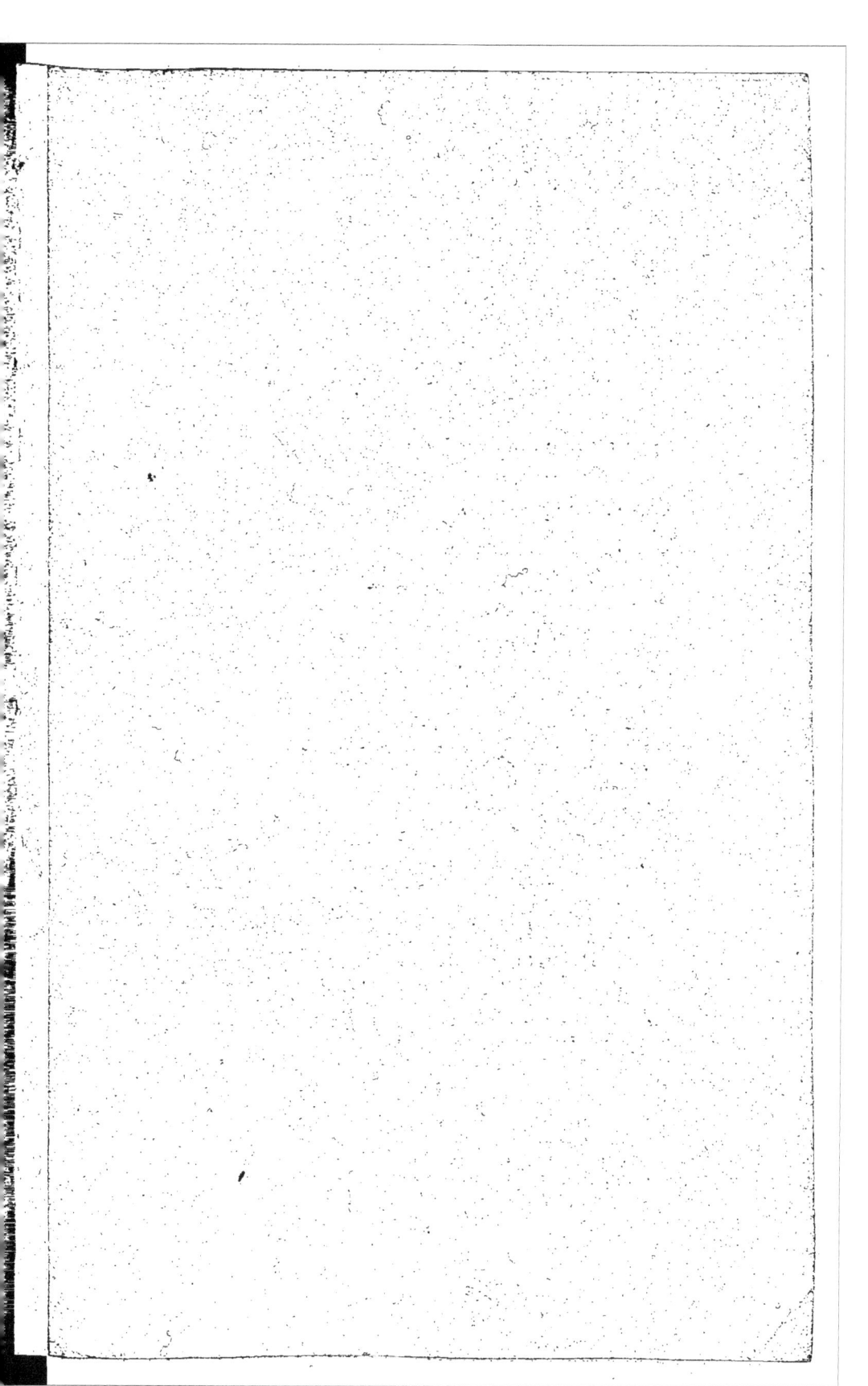